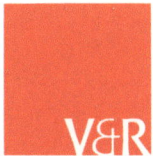

EDITION **Leid**faden

Hrsg. von Monika Müller, Petra Rechenberg-Winter, Katharina Kautzsch, Michael Clausing

Die Buchreihe *Edition Leidfaden – Begleiten bei Krisen, Leid, Trauer* ist Teil des Programmschwerpunkts »Trauerbegleitung« bei Vandenhoeck & Ruprecht, in dessen Zentrum seit 2012 die Zeitschrift »Leidfaden – Fachmagazin für Krisen, Leid, Trauer« steht. Die Edition bietet Grundlagen zu wichtigen Einzelthemen und Fragestellungen für Tätige in der Begleitung, Beratung und Therapie von Menschen in Krisen, Leid und Trauer.

Josef Raischl / Dorothea Bergmann

Bis auf den eigenen Grund

Umgehen mit spirituellem Schmerz in Krisen und am Lebensende

Vandenhoeck & Ruprecht

Mit 5 Abbildungen

Bibliografische Information der Deutschen Nationalbibliothek:
Die Deutsche Nationalbibliothek verzeichnet diese Publikation in der
Deutschen Nationalbibliografie; detaillierte bibliografische Daten sind
im Internet über https://dnb.de abrufbar.

Umschlagabbildung: Wallis, Josef Raischl, 2022

Satz: SchwabScantechnik, Göttingen
Druck und Bindung: ⊕ Hubert & Co, Göttingen
Printed in the EU

Vandenhoeck & Ruprecht Verlage | www.vandenhoeck-ruprecht-verlage.com

ISSN 2198-2856
ISBN 978-3-525-40550-5

»alles
schmerzt sich
einmal durch
bis auf den eignen grund
und die angst vergeht
schön die scheune
die nach längst vergangenen ernten
leer am Wegrand steht«

(Jan Skácel, wundklee.
Übertragen von Reiner Kunze)

Inhalt

Einführung 9

1   Spiritualität und Spiritual Care 12
1.1 Verständnis von Spiritual Care 14
1.2 Spiritual Care und Seelsorge 14
1.3 Spiritualität und existenzielle Bedürfnisse 17
1.4 Identität und Spiritualität 21
1.5 Das Wegemodell des Bonaventura (1259) 25

2   Dimensionen des spirituellen Schmerzes:
    Wie sie uns begegnen und wie wir sie begleiten 42
2.1 Natur-los versus Natur erleben: Die gestörte Beziehung zur
    Natur heilen 46
2.2 Acht-los versus Achtsamkeit üben: Im Jetzt leben lernen 53
2.3 Ruhe-los versus da sein und Ruhe pflegen: Lernen, einfach da
    zu sein 63
2.4 Gedanken-los versus Dankbarkeit üben: Von der Erinnerung
    zum Dank 72
2.5 Zusammenhang-los versus Verbundenheit erleben:
    Verbindungen suchen und herstellen 77
2.6 Transzendenz-los versus Transzendenz erschließen:
    Sich verankern jenseits von Raum und Zeit 87
2.7 Sinn-los versus Sinn erfahren: Eine Deutung suchen und
    Unerklärliches aushalten 101
2.8 Versöhnungs-los versus Versöhnung feiern: Auf dem Weg zu
    innerem Frieden 110
2.9 Hoffnungs-los versus Hoffnungen stärken:
    Perspektiven entdecken 116

3   Best Practice: Spirituelle Begleitung in der stationären
      Altenhilfe 128

4   Palliation spiritueller Schmerzen? 138

5   Ein Ausblick 141

Literatur 146

Einführung

»Da hat die Bewohnerin einen spirituellen Weg gefunden, mit ihren Schmerzen umzugehen!«, so meinte eine Pflegeschülerin, nachdem sie die Geschichte von Frau L. gehört hatte. Frau L. war eine alle auf der Pflegestation eines Altenheims beeindruckende Dame. Trotz starker Hautläsionen und Schmerzen in den Knochen verzichtete sie vollständig auf Medikamente. Auf die Frage, wie sie denn dann die Berührung bei der Grundpflege aushält, sagte Frau L.: »Ich gehe dann außer mich und schaue auf mich herunter und sehe, wie die Pflegenden mich versorgen.« Die Pflegeschülerin versteht dies als spirituelle Umgangsweise mit Schmerzen.

Mit diesem Beispiel möchten wir Sie mitnehmen in den Alltag der Versorgung von hochbetagten und schwer kranken Menschen, der geprägt ist nicht nur von der Behandlung und Pflege körperlicher Symptome, sondern von allem davon, was die multidimensionale Wirklichkeit des menschlichen Lebens ausmacht.

Nehmen wir doch einmal an: Jeder Mensch hätte eine spirituelle Dimension! Und diese beeinflusste tatsächlich die mentalen, emotionalen und physischen Reaktionen. Sie beeinflusste in besonderer Weise die Konfrontation mit existenziell herausfordernden Situationen und in geradezu notwendender Weise auch die Situation einer unheilbaren Erkrankung, von Tod und Trauer. Dann müssten wir uns intensiv um diese Dimension bei Patient:innen wie aufseiten der Mitarbeitenden kümmern, wollten wir nicht an dieser wesentlichen Dimension »vorbeispazieren«.

Im Rahmen von Palliative Care sind physische Symptome, auch psychische und soziale bereits detaillierter beschrieben worden. Wenn es um die spirituelle Sorge angesichts von Sterben und Tod geht, entstehen immer wieder viele Fragen: Was ist »Spiritualität« überhaupt bzw. ist »spirituell« ein geeigneter Begriff innerhalb einer multiperspektivischen und ganzheitlichen Sichtweise?

Noch Mitte des 20. Jahrhunderts war der Begriff »Spiritualität« hauptsächlich ein christlicher Begriff, der traditionell eher mit Frömmigkeit übersetzt wurde. Es gab in den vielfältigen katholischen Ordensgemeinschaften »spirituelle« Institute, die sich seit dem Ende des 19. Jahrhunderts mit den Wurzeln ihres Charismas, der besonderen Inspiration und Geisteshaltung der jeweiligen Richtung und Gründerpersönlichkeit beschäftigten. Auch in den evangelischen Glaubensrichtungen entwickelten sich Gemeinden und Gemeinschaften – teilweise auch freikirchlich –, die diesen Bedarf an ganzheitlicher Praxis aufgegriffen haben. Spiritualität wurde in modernen Formen des Gottesdienstes, in charismatischen Liedern und einem organisierten Tagesablauf mit Andacht und Reflexion gelebt, um zu sich und zur Gemeinschaft zu finden. Zu Beginn des 21. Jahrhunderts hat sich diese Begriffsbestimmung stark verändert. Als spirituell gelten aktuell alle Variationen von religiöser und auch existenzieller Sinnfindung, freie Lebensdeutungen ebenso wie tief konfessionell gebundene Lebensentwürfe. Häufig vermischen sich religiöse wie säkulare Anteile zu einer Form von Patchwork-Spiritualität. Sie bildet sich aus den diversen Lebensereignissen und Lebensaltern hindurch zu einer Art Sinn-Navigation (vgl. Rötting, 2022).

Was also ist spirituelle Begleitung am Lebensende bzw. in der Krise, wenn sich der Begriff derartig verändert und entwickelt hat?

Uns beschäftigen diese Fragen ganz besonders, weil wir seit vielen Jahren in multiprofessionellen Teams der ambulanten und stationären palliativen Betreuung und Versorgung tätig sind und erleben, wie groß die Herausforderung auch nach beinahe vierzig Jahren Hospizgeschichte in Deutschland ist, den ganzheitlichen und multiperspektivischen Ansatz von Palliative Care tatsächlich im Alltag in der Wahrnehmung und Begleitung von Schwerkranken und Sterbenden umzusetzen.

Lassen Sie uns gemeinsam auf die Suche gehen nach der Bedeutung von spirituellen Schmerzen im menschlichen Leben, insbesondere am Ende des Lebens, und nach Wegen, mit diesen Schmerzen in einem ausdifferenzierten Gesundheitswesen, aber auch im Privaten umzugehen.

Wir danken ganz herzlich allen, die uns zum Schreiben ermutigt und uns unterstützt haben, insbesondere der Herausgeberin der »Edition Leidfaden«, Monika Müller. Wir bedanken uns herzlich bei unserem Kollegen Michael Clausing, ebenfalls im Herausgeberteam, aber auch haupt- und ehrenamtlicher Begleiter im Leben und Sterben, der uns an seiner Begleitdokumentation Anteil gegeben hat.

Und wir danken herzlich allen Mitarbeitenden im hospizlichen, palliativen und (alten-)pflegerischen Kontext, die bereit sind, spirituellen Schmerzen eine Bedeutung in ihrer Arbeit zu geben. Viele ihrer Erfahrungen sind in unser Buch eingeflossen.

1 Spiritualität und Spiritual Care

Spiritualität entwickelte sich in den letzten sechzig Jahren zu »einem Breitbandbegriff, der nicht nur religiöse Überzeugungen, sondern auch atheistische Sinnentwürfe und philosophisch begründete Weltanschauungen umfasst« (Frick u. Hilpert, 2021, S. VIII). Der Begriff wird international in den verschiedenen Sprachen und Kulturen unterschiedlich bewertet und eingesetzt. Im Zuge der Begriffsbildung von »Palliative Care« hat er aber in einheitlichen Definitionen Einzug in die Welt der Gesundheitsversorgung und Medizin gefunden (Frick u. Hilpert, 2021, S. VIII).

Wir befinden uns gesellschaftlich in einem Prozess öffentlicher Distanzierung von scheinbar übermächtigen kirchlichen Institutionen. Deren Kernbotschaften kommen vor dem Hintergrund bedrückender Unfreiheit, Machtmissbrauch und Gewalt gegen Männer, Frauen und Kinder nicht mehr an. Die Entfernung von Religiosität und gleichzeitige Annäherung an Spiritualität ist weit fortgeschritten. Religionen hätten weniger Gott offenbart als ihn vielmehr »vergiftet«, so der Psychoanalytiker Tilmann Moser.[1] Aber was ist »Spiritualität«? In der Alltagswelt erleben wir häufig, dass der Begriff vorschnell dem Bereich der Esoterik zugeordnet wird. Lässt sich »Spiritualität« überhaupt wissenschaftlich seriös »fassen«? Geht es nicht vor allem um Unfassbares, Transzenden-

---

1 Moser (1976) verwendete als Erster den Begriff einer »ekklesiogenen Neurose«.

tes, Unbeschreibliches, das gerade in dem Augenblick entschwindet, in dem man es versucht zu beschreiben?

»In der spirituellen Erfahrung finden menschliches Offenwerden und gnadenhafte Berührung zusammen. Der Mensch kann sich selbst nicht heilen, er kann nur offen werden auf das unsagbare Heilende hin und hier, an einer äußersten Grenze in letzter Bereitschaft, ausharren: […] Was hier berührt, bleibt Geschenk, Erfahrung mit dem ewig Anderen, man mag es Gott nennen oder nicht« (Renz, 2006, in Kammerer, 2006, S. 54).

Angeregt von Elisabeth Kübler-Ross' Buch »On Death and Dying« (1969, dt. 1971) prägte der kanadische Mediziner Balfour Mount (vgl. Müller-Busch, 2014, S. 36), der 1973 »hospice care« im Saint Christopher's Hospice in London gelernt hatte, den Begriff »palliative (Für-)Sorge« (soins palliatifs). Diese »palliative care« wurde bereits in den 1970er Jahren zum fachlichen Begriff, der schließlich knapp zwanzig Jahre später und zuletzt 2002 von der Weltgesundheitsorganisation wegweisend formuliert wurde: »ein Ansatz zur Verbesserung der Lebensqualität von Patienten und deren Familien, die mit Problemen konfrontiert sind, die mit einer lebensbedrohlichen Erkrankung einhergehen: durch Vorbeugen und Lindern von Leiden, durch frühzeitiges Erkennen, untadelige Einschätzung und Behandlung von Schmerzen sowie anderen belastenden Beschwerden körperlicher, psychosozialer und spiritueller Art« (WHO, 2002; vgl. Sepulveda, Marlin, Yoshida u. Ullrich, 2002; s. a. www.who.int/health-topics/palliative-care).

Der nunmehr definierte Begriff schuf ein neues Paradigma der (Für-)Sorge inmitten einer zunehmend und dominant naturwissenschaftlich orientierten Medizin. Aber auch die psychosozialen und traditionell spirituellen Berufsgruppen tun sich nach Aufbrüchen in der zweiten Hälfte des 20. Jahrhunderts schwer, sich selbst integrativ zu gestalten. Es geht bei Spiritual Care um die Mitsorge für die Spiritualität dessen, der der Sorge bedarf und spirituelle Schmerzen hat, und zugleich darum, sich um die eigene Spiritualität zu sorgen und diese auch zu pflegen.

1.1 Verständnis von Spiritual Care

Spiritual Care ist eine (neue) Aufgabe im Gesundheitssystem des 21. Jahrhunderts, ja, nicht nur im Gesundheitswesen. Es geht um eine Art der Begleitung in existenziellen Fragen. Während christliche Seelsorge sich als »die zielgerichtete Zuwendung zum einzelnen Menschen im Kontext der Kommunikation des Evangeliums« definiert (Meyer-Blanck, zit. nach Frick u. Hilpert, 2021, S. 296), ist Spiritual Care eine Wortschöpfung in Analogie zu Palliative Care. »Ebenso wie die Weltgesundheitsorganisation die Sorge für sterbende Menschen interprofessionell und multidimensional versteht (bio-psycho-sozio-spirituell), ist auch Spiritual Care ein Ansatz, der alle Gesundheitsberufe anspricht. Längst hat *Spiritual Care* die Begrenzung auf das Lebensende gesprengt« (Frick u. Hilpert, 2021, S. VIII).

Annette Haußmann hat in einem bemerkenswerten Beitrag zur konzeptionellen Begleitung von pflegenden Angehörigen formuliert: »Spiritual Care könnte so als gegenseitiges kommunikatives Geschehen verstanden werden, das primär an einem gemeinschaftlichen Sorgen Interesse hat und dem sorgenden Tun pflegender Angehöriger vorwiegend Wertschätzung und Respekt entgegenbringt« (Haußmann, 2022, S. 111).

1.2 Spiritual Care und Seelsorge

Wenn also Spiritual Care eine Aufgabe des gesamten begleitenden Teams ist, wie steht dann Seelsorge dazu – vorne dran bzw. mittendrin? Mit der Sektion Seelsorge der Deutschen Gesellschaft für Palliativmedizin sind wir der Meinung, dass Seelsorge »aus Glauben motivierte Zuwendung [ist]. Für die christlichen Kirchen gehört Seelsorge zu den Kernaufgaben und Kernkompetenzen. Die professionelle Seelsorge ist bestimmt durch eine qualifizierte Ausbildung, die Beauftragung (in der Regel durch eine christliche Kirche) und die Verpflichtung zur Wahrung des Seelsorgegeheimnisses« (Labitzke u. Kuhn-Flammensfeld, 2017).

Da dieser dynamische Prozess des Aushandelns von Rollen in Deutschland und international noch lange nicht abgeschlossen ist, lässt sich die Bedeutung der religiös beauftragten Seelsorge für Spiritual Care und umgekehrt noch nicht abschließend beurteilen. Die Seelsorge würde in jedem Fall einen sehr wichtigen Anteil für die Konzeption von Spiritual Care beanspruchen. »Spirituelle Unterstützung ist Aufgabe des interdisziplinären Teams. Die Seelsorge als spezialisierte Spiritual Care [...] ist Teil davon und ist dazu aufgerufen, auf ihre Art für die Seele hochbetagter Menschen zu sorgen« (Fachgesellschaft Palliative Geriatrie, 2021, S. 8). Dabei ist auch zu berücksichtigen, dass Seelsorge als Teil religiös-kirchlicher Praxis multiperspektivisch gedacht werden muss, insbesondere jüdisch, christlich und muslimisch. Auch hier sind durchaus sensible Prozesse der Verständigung im interreligiösen Bereich zu gestalten.

Wir sind als christliche Theologen der Meinung, dass Seelsorge Teil von Spiritual Care ist, aber nicht darin aufgeht, dass Seelsorgende wesentlich zu einer Kultur und Praxis von Spiritual Care beitragen können und sollten.

In welcher Form dies geschieht und geschehen kann, beschreibt eindrücklich Traugott Roser (2017, S. 15): »Spiritual Care ist die Organisation gemeinsamer Sorge um die individuelle Teilnahme und Teilhabe an einem als sinnvoll erfahrenen Leben im umfassenden Verständnis.« Roser beschreibt, wie Seelsorge im System Krankenhaus immer wieder diesen spirituellen Fokus setzt und ins Blickfeld rückt. Sie kann durch die Patient:innengespräche einen wesentlichen Beitrag in den multiperspektivischen Fallbesprechungen zu einem ganzheitlichen Heilungsprozess bzw. Therapieplan leisten. Dabei heißt Seelsorge für Roser: mitleben, mitarbeiten, da sein und dabei sein. Es geht darum, »dass konfessionelle Seelsorgerinnen und Seelsorger ihr jeweiliges Gegenüber dabei unterstützen, auf eigene religiöse und spirituelle Ressourcen zurückzugreifen und/ oder das Angebot explizit religiöser Begleitung in Anspruch zu nehmen oder abzulehnen« (S. 508 f.).

»Das gemeinsame Ringen um Leben fordert alle beteiligten Berufe heraus in ihrer Praxis und der Theorie dieser Praxis« (S. 511). Im Bereich der Hospizarbeit gilt es hier ausdrücklich, auch die qualifizierten Ehrenamtlichen mit einzubeziehen.

Im Kontext der christlichen Seelsorgeausbildung sind gute Modelle und Methoden entwickelt worden, die zur Reflexion der Zugehörigkeit spiritueller Fragen beitragen. Die kritische Reflexion der eigenen Religiosität und Spiritualität gehört hierbei grundlegend dazu, um andere Menschen frei von jeglichem »Missionsgedanken« zu begleiten und sie dabei zu unterstützen, das, was sie trägt und hält, zu entdecken. Es geht darum, zu explorieren, was für die Seele und den Spirit des Gegenübers maßgeblich stützend ist, ohne zu bewerten. Dabei kann es natürlich wichtig sein, auch andere Sinndeutungen zur Verfügung zu stellen. Das darf aber keinesfalls manipulativ geschehen. Die auf Selbsterfahrung und Selbstreflexion gründende Seelsorgeausbildung der christlichen Kirchen kann ein grundlegendes Modell sein, um auch bei anderen Berufsgruppen oder nicht konfessionell gebundenen Begleitenden den Blick und die Allparteilichkeit für die spirituelle Begleitung zu schulen. Dies könnte für alle Bereiche, in denen Spiritual Care einen Platz finden sollte, von Bedeutung sein.

Aufbauend auf diesen Begriffsbestimmungen und Grundlagen möchten wir nun ganz konkret versuchen, unser Verständnis

von spirituellen Schmerzen in ein Modell zu fassen, das praxis-
nah wie auch theoretisch beschreibt, worum wir in diesem Büchlein kreisen.

1.3 Spiritualität und existenzielle Bedürfnisse

Der katholische Theologe und Seelsorger Erhard Weiher versteht unter Spiritualität das innere Erfülltsein, aus dem heraus
der Mensch seinem Leben – ausdrücklich oder nicht – Wert und
Bedeutung gibt. Weiher (2007, S. 439) meint mit Spiritualität »die
innere Einstellung, mit der ein Mensch auf Widerfahrnisse des
Lebens reagiert und auf sie zu ›antworten‹ versucht«. Dagegen
wäre Religion ein Sinngebungssystem, das von einer Gemeinschaft getragen wird, mit bestimmten Symbolen und Praktiken.
»Glaube« definiert er im Unterschied dazu als persönlich ange-
eignete Haltung, sich von einer umfassenden heiligen Wirklichkeit getragen zu wissen. Die persönliche Glaubenshaltung
sieht er als eine Bündelung geistig-seelischer Energie (S. 440).
   In einer international erarbeiteten Definition sprechen die
Autor:innen von Spiritualität als der Art und Weise, wie der
Einzelne nach Sinn und Zweck in seinem Leben suche und dies
zum Ausdruck bringe. Spiritualität umfasse alle religiösen und
philosophischen Überzeugungen und Praktiken, wozu Symbole, Rituale, Verhaltensweisen, Gesten, Kunstformen, Gebete
und Meditation zählen. Dies sei nicht darauf beschränkt, wie
der Einzelne eine Verbundenheit empfinde. Was uns jedoch am
wichtigsten ist, wird hier ebenfalls angedeutet: Es geht um ein
Verbundensein bzw. um ein Sich-verbunden-Fühlen: mit dem
Augenblick, mit sich, den anderen, der Natur sowie dem Wichtigen oder Heiligen (vgl. Puchalski, Ferrell et al., 2009).
   Für uns ist der große Psychotherapeut Erich Fromm mit seinen
»existenziellen Bedürfnissen« ein wichtiger Orientierungspunkt

geworden (vgl. Fromm, 1955/1980). Wir beschreiben hier seine existenziellen Bedürfnisse des Menschen mit unseren Worten. Es könnte durchaus sein, dass der große Psychologe des letzten Jahrhunderts das beschreibt, was wir heute im Kern mit multiperspektivisch und ganzheitlich, psycho-sozial-spirituell bezeichnen:

- wissen und spüren können, woher ich komme;
- sich mit anderen verbunden fühlen;
- wissen und spüren können, wer ich bin;
- sein Leben deuten und Sinn erfahren können;
- etwas schaffen und weitergeben bzw. teilen können.

In einem Schaubild lässt sich das so zeigen (Abbildung 1):

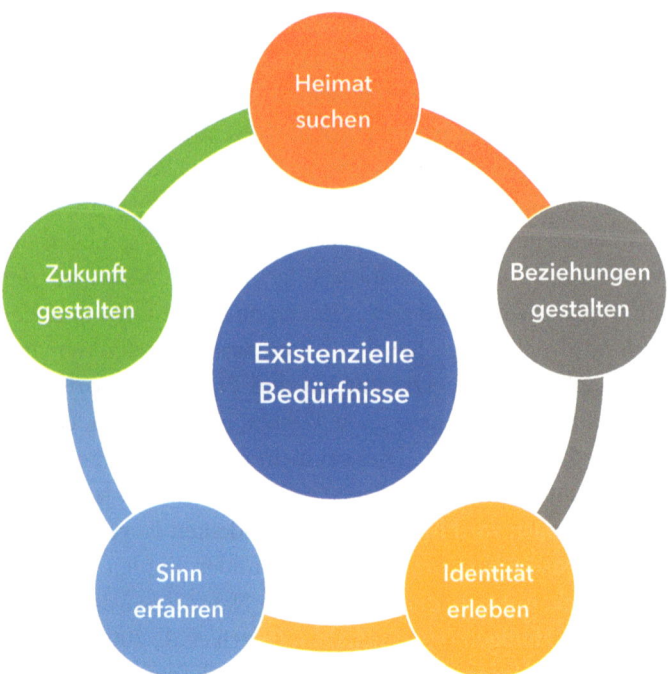

Abbildung 1: Erich Fromms existenzielle Bedürfnisse (Darstellung: J. Raischl)

Diese Bedürfnisse gewinnen gerade im Blick auf das Sterben eine ganz besondere Dynamik. Wenn am Lebensende eine dieser fünf »Welten« verletzt ist und der betroffene Mensch nach Heilung sucht, dann sind diese Aspekte ganz bestimmt Indikatoren und Annäherungen an das, was wir als spirituelle Schmerzen beschreiben. Gemäß Abbildung 1 sind wir alle »Migrant:innen«, die ihre Heimat, in der sie auf die Welt gekommen sind – christlich gesprochen die Geburt im Herzen Gottes –, verlassen haben und nun auf der Suche danach sind, Heimat(en) zu finden und zu gestalten.

Seit dem Tod meiner Mutter vor sechs Jahren spüre ich (J. R.) diesen Heimatverlust und die Sehnsucht nach diesem Boden viel stärker als in jüngeren Jahren. Immer wieder hat mich der Satz des indischen Jesuiten Anthony de Mello beeindruckt, der einmal schrieb: »Wenn wir entdecken, dass die Schöpfung unser Zuhause ist, dann hören wir auf, im Exil zu leben!« (1986; Übers. J. R.)

Die Entfremdung der Natur gegenüber, die unserer technisierten Welt eigen ist, stellt sicherlich eine der größten Gefährdungen für unser spirituelles Wohlbefinden dar. Unsere westliche Welt hat ein tiefgründendes Misstrauen gegenüber der Natur kultiviert. Das führt natürlich auch dazu, dass viele Menschen die Erde nicht als »Schwester und Mutter« erleben, wie sie Franz von Assisi in seinem Sonnengesang von 1225 besungen hat. Erst mit der zunehmenden Klimakrise rückt die rücksichtslose Ausbeutung in den Mittelpunkt politischer Auseinandersetzung. Und es entwickelt sich eine Tendenz in der Gesellschaft, sich wieder mehr nach einer Versöhnung mit der Natur und Rückbindung an die Natur auszurichten.

Neben dieser Grundverbindung zu allen Elementen sind unsere Beziehungssysteme elementar, wenn es um das Erleben, sich gehalten zu fühlen, geht. Wenn wir geliebte Menschen verlieren, wenn wir schuldig werden an unseren Nächsten, wenn wir uns abhängig oder kontrolliert fühlen, wenn wir uns missbraucht oder schlicht nicht beachtet und gesehen fühlen, fallen wir ins scheinbar Leere, ins Nichts. Wir vermuten, dass viele sich allein schon deshalb am Ende gern selbst das Leben nehmen würden, weil sie es als würdelos erachten, sich anderen in ihrer Schwäche zumuten zu müssen, anderen zur Last zu fallen. Unsere Beziehungen haben uns wesentlich zu dem gemacht, wer und was wir heute sind: unsere Eltern und Vorfahren, Geschwister, Freunde, Lehrer:innen, Ausbilder:innen usw., alle, die uns in unserem Leben bedeutungsvoll geworden sind. Die soziale Frage am Ende des Lebens ist beileibe nicht nur die Frage nach einer sogenannten Vorsorgevollmacht, die, wenn wir es selbst nicht mehr können, jemanden autorisiert, der das umsetzt, was uns wertvoll und wichtig war. Die soziale Frage geht viel weiter! Es geht um Verlustangst und Festhalten wie um das Loslassen, um Reue, Schuld und Scham, Neid, Eifersucht und um Verzeihen und Freigeben, um die Auseinandersetzung mit dem, was und wer wir sind, für uns selbst und für andere, oder auch gern sein möchten oder sein wollten. In gewisser Weise geht es auch um eine Bilanz, sozusagen eine Abrechnung, um die ewig menschliche Frage der Gerechtigkeit. Das soziale Leid kann in der palliativen Begleitung unendlich schwer wiegen.

Die nächste Frage richtet sich an unsere biografisch geprägte Identität: Wer bin ich (geworden)? Wir möchten spüren können, wer wir selbst sind im Kreis der Menschen, mit denen wir leben und geworden sind. Was macht uns aus? Wer wollten wir sein? Und wie sehen wir uns selbst heute? Die Antwort darauf mag uns innerlich mit großem Frieden oder mit einem mehr oder weniger intensiven Schmerz erfüllen. Jenseits der Rollen und des Ansehens sind wir mit uns selbst konfrontiert. Wenn es also gelingt, den Menschen dabei zu begleiten, der zu sein, der er ist, und ihn in seinem Sosein anzunehmen, dann kann

Linderung des spirituellen Schmerzes geschehen. Der Betroffene muss sich nicht mehr »innerlich genötigt« anders darstel-
len und gegen das ankämpfen, wer und was er wirklich ist. Er
kann zu sich und damit mit sich in Frieden kommen. Über
das ihn akzeptierende »Du« des Begleitenden kann er zu dem
»Ich« werden, das er ist, und in der Begegnung dieser Erfahrung
sogar über sich selbst hinauswachsen. »Alles wirkliche Leben
ist Begegnung« (Buber, 1984, S. 15).

Daran schließt sich die häufig als zentral angesehene spirituelle Sinnfrage an. Wir haben alle den Anspruch, unser Leben
zu deuten. Das Leben verlangt uns einen Sinn ab, das Sterben
erst recht! Oft ist es einfacher, mit den Dingen, dem Schicksal,
all dem, was das Leben uns zumutet, zurechtzukommen, wenn
wir dahinter einen Sinn erkennen können.

Was ist die Bilanz unserer Existenz? Wofür war das alles gut?
Und was hinterlassen wir? Was ist unser Vermächtnis?

Wir wissen, wie viel Unfrieden allein im materiellen Erbe
»begraben« liegt. Wie ist es erst um unsere spirituelle bzw. existenzielle Ernte bestellt? Wie vielen raubt es heute eine große
Erfüllung, wenn sie all ihr Erspartes für ihre eigene Versorgung
einsetzen müssen, statt es an die »Nachwelt« weitergeben zu
können? Wir meinen, dass diese gesellschaftliche Herausforderung tatsächlich in erster Linie eine spirituelle darstellt – ver-
gleichbar mit der Frage der Folgen des Klimawandels für die
nächsten Generationen.

1.4 Identität und Spiritualität

Lassen Sie uns noch ein weiteres, grundlegendes Modell der
Neuzeit rekapitulieren. Am Ende des 20. Jahrhunderts formulierte Hilarion Petzold (1992) in einem plausiblen Modell, was
die menschliche, einmalige Identität ausmacht:

- der Leib und damit auch das Geschlecht und die Gestalt:
  alles, was mit meinem Leib zu tun hat, »in mir drin« ist, mit
  Gesundheit, Kranksein, Leistungsfähigkeit, Aussehen, mit
  der Art und Weise, wie ich mich selbst mag und »in meiner
  Haut« wohlfühle – oder eben nicht;
- die sozialen Beziehungen:
  das soziale Netzwerk, also meine Freunde, meine Familie,
  mein Arbeitsplatz, die sozialen Beziehungen, Ehe, Freizeit-
  gestaltung, Vereinsleben u. a.
- die Heimat bzw. materielle Sicherheit, Wohn- und Zeiträume:
  Einkommen, Geld, Materielles, aber auch der Raum, dem ich
  mich zugehörig fühle, der Stadtteil, in dem ich mich behei-
  matet oder fremd fühle;
- die Fähigkeiten, die sich im Beruf, im gesellschaftlichen
  Engagement und in Hobbys ausdrücken:
  Arbeit und Leistung, Tätigkeiten, mein »Tätig-Sein«, mit dem
  ich mich identifiziere und mit dem ich identifiziert werde.
  Lebensleistung ist mehr als bezahlte Arbeit, sie besteht auch
  in den Rollen, die ich ausgefüllt habe, über die ich mich definiert habe. Was bin ich wert im Kontext meiner Arbeit und
  bin ich dann wertlos, wenn ich das erwartete Pensum nicht
  mehr leisten kann? Sich als selbstwirksam zu erleben, bedeutet für viele Menschen, dass sie sich selbst als wertvoll erleben können.
- die Ideen und Wertewelt eines Menschen:
  Moral, Ethik, Religion, Liebe, Hoffnungen, Traditionen,
  Glaube, Sinnfragen (gesellschaftliche und persönliche sowie
  deren Verhältnis zueinander); das, was ich für richtig halte,
  von dem ich überzeugt bin; meine persönliche Lebensphilo-
  sophie und Grundüberzeugungen.

Die Identität kann nach Petzold als Bündel dieser Identitätsmomente aufgefasst werden. Menschen identifizieren sich auf der

einen Seite selbst über ihren Leib, ihren Beruf usw. und werden auf der anderen Seite von anderen darüber identifiziert: »Das ist der mit dem Beruf!«, »Oh ja, die mit dieser Familie!« usw. Auch in der Alltagskommunikation mit zu Betreuenden läuft das Gespräch über solche Identitätsmomente. Darin liegt – letztlich nur umschreibend definierbar – die tiefste Identität, das Geheimnis der Person, das innerste Selbst verborgen.

Selten reden die betroffenen Menschen direkt über den Sinn des Lebens, eher selten auch über ihre Stärken oder gar den Tod. Sehr wohl aber reden sie über ihren Selbstentwurf und das, was ihnen heilig ist. Sie sprechen beispielsweise über Werte, indem sie davon reden, was bedrückend und schwierig ist, oder darüber, was sie selbst als unwürdig erleben. Ein Mensch etwa, der, während jemand seine übel riechende Wunde verbindet, davon spricht, dass es so unwürdig sei, abhängig zu sein, signalisiert deutlich, was bisher sein Leben ausgemacht hat und wie er sich selbst gern sehen möchte: gut gepflegt, wohlriechend, selbstständig und fähig, seine Angelegenheiten selbst zu regeln. Menschen sprechen über die Elemente ihrer Identität, über das, was ihr Leben bisher erfüllt hat und immer noch erfüllt – auch wenn das nicht greifbar ist. Sinnfrage und Identität sind in dem oben beschriebenen Modell eng gekoppelt.

Spiritueller Schmerz entsteht überall dort, wo in diesen Anteilen der Identität, wie Petzold sie beschreibt, Defizite festgestellt oder erfahren werden. Dort, wo lieb gewordene Menschen sich zurückziehen oder gar versterben, gibt es einen psychosozialen Verlustschmerz. Das soziale Netz, über das ich mich definiere, gehalten und geschützt fühle, reduziert sich. Zugleich enthält dieser Schmerz eine spirituelle Dimension: das Gefühl, zu vereinsamen, vergessen zu werden und für niemanden – im religiösen Kontext auch ein Gefühl, von Gott verlassen zu werden – mehr bedeutsam zu sein, führt häufig zu einer großen inneren Leere.

Die persönliche Kränkung darüber, dass der Körper nicht mehr alles leistet, was er früher leisten konnte, und die Erkenntnis, dass sich dieser Prozess nicht rückgängig machen lässt, erreicht ebenfalls diese Dimension des spirituellen Schmerzes. Eine uns bekannte Ärztin beschreibt, dass ihre hochbetagten Patientinnen auf die Frage nach dem Schmerz häufig antworten: »Es tut überall weh!« Das Phänomen des Schmerzes am ganzen Körper weist auf das Umfassende hin – den totalen Verlust: Der Körper selbst schwindet.

Besonders eng verknüpfen sich mit diesen Erfahrungen die Wertvorstellungen, an denen sich ein Mensch orientiert. Häufig geht es dabei um die Funktionalität des Körpers: Eigenständigkeit, Dinge allein regeln zu können, stark sein! Das alles sind für viele Menschen Werte, über die sie sich ein Leben lang definiert haben und noch definieren. Sie haben sich in einer Illusion eingerichtet, in einer Art Selbstverständlichkeit, die jedoch keine ist. Scheinbar Unumstößliches gerät ins Wanken, wenn schwere Erkrankung oder Alter die Körperlichkeit einschränken. Dann sind diese Werte plötzlich und unerwartet infrage gestellt. Diese Herausforderung kann einen Menschen völlig verunsichern und viel Energie kosten. Und gleichzeitig bietet sie eine Möglichkeit der Veränderung des Identitätsgefühls.

Sich mit dieser Veränderung auseinanderzusetzen bedeutet gleichzeitig, eine weitere und andere Form der Identität entwickeln zu können. Der Psychologe und Philosoph Andreas Kruse sagt dazu: »Die Erfahrung kognitiver und emotionaler Verletzlichkeit […] erfordert die konzentrierte, vertiefte Auseinandersetzung mit sich selbst […] Abzug der seelisch-geistigen Energie von körperlichen Prozessen und die noch stärkere Hinwendung auf psychische Prozesse als bedeutsame Entwicklungsaufgabe« (Kruse u. Schmitt, 2015, S. 54). Hierbei sind Begleitende und Betroffene gefordert, häufig durch den Schmerz hindurch, Bisheriges zu verabschieden und einen neuen und anderen Wert des eigenen Daseins zu erkennen. Ähnlich einem Trauerprozess werden hierbei verschiedene Stadien des Schmerzes, der depressiven Niedergedrücktheit bis hin zu einem Annehmen der Situation und des Sterbens durchlebt. Diese Phasen werden nicht chronologisch-linear durchlaufen. Schmerz und Frieden wechseln sich bei dieser inneren Entwicklung ab. Es bleibt letztlich unverfügbar, ob dieser Weg tatsächlich gelingt. Die »spirituelle Leistung« des Betroffenen liegt nicht zuletzt darin, sich in ein größeres Ganzes eingebunden zu wissen.

Überall dort, wo eine der Säulen der Identität begleitend gestärkt wird, kann Heilung geschehen, die sich dann auch auf die anderen Säulen der Identität auswirkt. Die Gestalttherapie geht davon aus, dass eine Heilung im Hier und Jetzt, also eine Erfahrung in der aktuellen Wirklichkeit, auch Versäumtes und früher Erlittenes wieder gut werden lassen kann.

Die Erfahrung von sozialer Beziehung kann durch ehrliche Zuwendung ermöglichen, dass Beziehungen als verlässlich erfahrbar werden. Wenn das im therapeutischen Setting einem misstrauischen Menschen gegenüber möglich ist, kann Vertrauen wachsen. Und zukünftige Beziehungen können auf andere Art und Weise gestaltet werden. Ähnlich geschieht das wohl auch bei hochbetagten Menschen, die sich jeglicher Beziehung beraubt sehen. Wenn sie wieder Zuwendung erfahren können, werden die professionell Pflegenden für Bewohner:innen schnell und zumindest für einige Zeit zum Familienersatz.

1.5 Das Wegemodell des Bonaventura (1259)

Bonaventura da Bagnoregio (vgl. Abbildung 2), ein Arztsohn aus Latium nahe dem Bolsenasee, der zu einem der christlichen Führer seiner Zeit aufsteigen sollte, wurde 1217 geboren und – wie es eine Quelle nahelegt – 1274 auf dem IV. Laterankonzil ums

Leben gebracht.[2] Als Führer des Franziskusordens mit Zehntausenden von Brüdern von Ägypten bis England zog er sich 1259 für vierzig Tage zu einer »Klausur« an den Ort zurück, an dem auch Franziskus bereits Inspiration gefunden hatte, auf den etwa 1000 Meter hohen Berg La Verna zwischen Arezzo und Florenz. Er kam mit einer großen Vision von dem Felsen herab, die er in dem Büchlein »Itinerarium mentis in deum« niederschrieb.

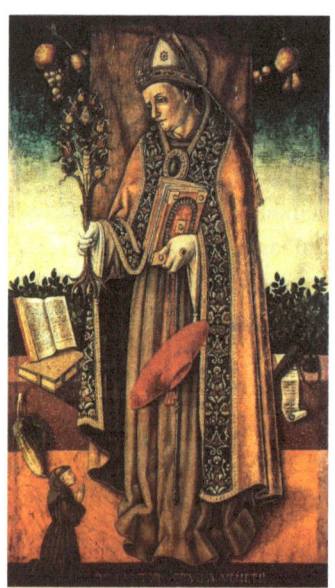

Abbildung 2: Bonaventura da Bagnoregio (1217–1274), Professor für Philosophie und Theologie in Paris, Generalminister des Franziskusordens (1257–1274), Bischof und Kardinal (1273–1274); gemalt von Vittore Crivelli († um 1501/02)

---

2   Bonaventuras Vision einer Wiedervereinigung zwischen der römischen Kirche und den orthodoxen Konfessionen des Ostens war manchen wohl unheimlich. Kirchenpolitisch jedenfalls kam die franziskanische Theologie und Spiritualität für Jahrhunderte ins Hintertreffen, ja teilweise ganz zum Schweigen. 1257 hatte das Generalkapitel des Franziskusordens Bonaventura, gut dreißig Jahre nach dem Tod des Franz von Assisi, überraschend zum Generalminister und somit zum sechsten Nachfolger des umbrischen Heiligen gewählt. Der Philosophie- und Theologieprofessor an der Universität von Paris (Zeitgenosse des Baus der berühmten Sainte-Chapelle) sah bald die Notwendigkeit, die Bewegung neu zu definieren.

Bonaventura beschreibt sieben Stufen der Erfahrung des Göttlichen in der Metapher des Weges, also letztlich Möglichkeiten spiritueller Erfahrung des Menschen, in einer bis heute umfassenden Zusammenschau.

Bonaventura spricht dabei als christlicher Theologe natürlich von dem Göttlichen bzw. seinen theologischen Konzepten. Dabei sind diese Begriffe für Gott austauschbar durch »ewige Quelle«, »allumfassende Kraft« oder »Anfang und Ende« (siehe Abbildung 3).

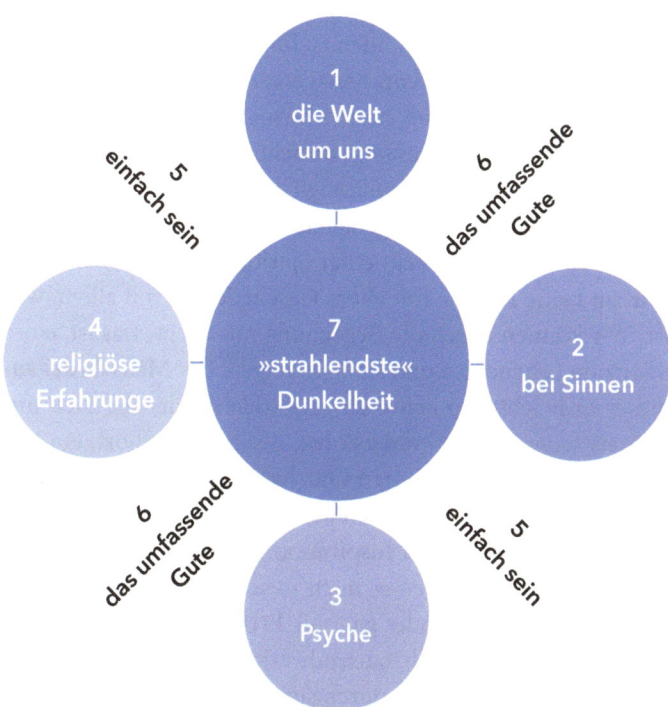

Abbildung 3: Sieben Stufen spiritueller Erfahrung nach Bonaventura (1259; Darstellung und Formulierung: J. Raischl)

»Überall daheim« – der erste Weg der Schöpfung

Die erste Spur zur Lebendigkeit, der erste und im wahrsten Sinn des Wortes grundlegendste Zugang zum Göttlichen, findet sich in der Begegnung mit der Natur, mit allem, was um uns herum ist und lebt. Bonaventura hält in dem ersten Schritt fest, dass wir durch das, was außen ist, durch die Schöpfung, immer dem Höchsten und Guten begegnen können. Eine wunderschöne Landschaft, eine erlesene Speise, ein kühler Trunk, ein nächtlicher Sternenhimmel: Alles sind Gelegenheiten, Gott in dieser Welt zu spüren. Alles verbindet uns mit dem Quellgrund des Lebens, mit Anfang und Ende allen Seins. Die Welt, wie sie ist, bietet uns also jederzeit Gelegenheit, uns im wahrsten Sinn des Wortes daheim und verbunden zu fühlen, nicht in der Fremde und nicht allein. Franz von Assisi erkennt in der Tat allüberall Schwestern und Brüder, er spricht sogar von der »Schwester Mutter Erde« (Sonnengesang). Beziehung ist überall, Gehalten- und Getragensein ist überall möglich. Wir gehören dazu! Wir können uns getragen und gehalten fühlen!

Das ist der erste Schritt einer Spiritualität des Lebendigen: Wir sind eine Familie mit allem Geschaffenen, mit allem, was ist. Wir können durch die Begegnung mit allem, was ist, einer Spur zum Lebendigen und Heiligen folgen. Der Mensch, der auf dieser Erde lebt und heimisch geworden ist, der die Welt um sich als seine Heimat entdeckt hat, der hat aufgehört, ein Exilant zu sein. Alle, die geboren sind, haben also ein Bürgerrecht!

Wir können Kraft schöpfen aus den Urquellen jeder »dynamis«, jeder Energie und Inspiration, indem wir die äußeren Impulse aufgreifen, seien es noch so scheinbar unbedeutende und banale, wertlose oder gar aufs Erste abstoßende. Franziskus wählt in seinem Jahrtausendwerk, dem »Sonnengesang«, die Präposition »per« als durchgängige Formel, das heißt, er lobt und besingt »durch« alles, was ist, den »altissimo, glorioso Dio«, einen alles überstrahlenden, guten Gott, dem er sich ganz und gar verdankt. Dankbarkeit und Demut sind die Haltungen, die sozusagen die Früchte dieses Liedes für ihn werden. Das führt bereits zu Beginn des Liedes zu einer Haltung größtmöglicher Offenheit und Wertschätzung und »Wertschöpfung« durch die Begegnungen, die das tägliche Leben bereithält. Geschwisterlichkeit ist wohl ein anderes Wort für das heute inflationär gebrauchte »auf Augenhöhe«. Es gibt kein »von oben herab«, wo sich einer über die andere stellt und sie dominiert.

Bei Sinnen sein – der zweite Weg über die Wahrnehmung

Bonaventura wählt als Struktur seiner »Reise« und der vorgeschlagenen »Tour« jeweils einen Schritt »per« (lateinisch für »durch«), auf den jeweils ein Schritt in die Tiefe (lateinisch »in«) folgt. Er führt uns also zunächst in eine Richtung und lässt uns dann gleichsam stehen bleiben, verweilen, um in die Tiefe zu gehen und den Schritt nach vorn zu verankern.

Beim ersten Schritt zur Begegnung mit allem, was ist, lenkt er unsere Aufmerksamkeit auf die fünf Sinne unseres menschlichen Körpers, also unsere Fähigkeit, etwas zu riechen, zu schmecken, zu ertasten, zu hören und zu sehen. Natürlich sind wir ohne unsere Sinne gar nicht in der Lage, einer äußeren Welt zu begegnen, jedoch strukturiert der Pariser Professor sein Werk logisch präzise. Er beschreibt sein auf den damaligen naturwissenschaftlichen Kenntnissen basierendes Verständnis, wie unsere Sinne »arbeiten«, und verbindet es mit der damit gegebenen tieferliegenden spirituellen Kommunikation zwischen Göttlichem und Menschlichem. Je mehr wir »bei Sinnen« sind, umso mehr verbinden sich sozusagen Himmel und Erde.

Die Techniken von Meditation und Steuerung von »awareness« sind wirksam. Sie decken sich im Ergebnis mit der Analyse von Bonaventura. Er ist überzeugt: Unsere Wahrnehmung macht uns zu einem Menschen, in dem Gott Mensch wird, in dem sich die Menschwerdung Gottes sozusagen analog ereignet.

In jeder Wahrnehmung haben wir die tiefgehende Kommunikation »in der Hand«, genau hinzusehen, mit offenen Ohren zu
lauschen, behutsam zu berühren oder auch berührt zu werden,
dem Geschmack einer Frucht oder dem Geruch eines geliebten
Menschen »nachzugehen«. Daran macht Bonaventura in diesem
zweiten Schritt die spirituelle Erfahrung fest, eine Erfahrung des
Göttlichen im Menschen. Er meint damit die Menschwerdung
Gottes und die Gottwerdung des Menschen. »Und wäre Christus 1000 Mal in Bethlehem geboren und nicht in dir«, wie der
deutsche Arzt Johannes Scheffler, später genannt Angelus Silesius, im 17. Jahrhundert formulieren sollte.

Die Psyche – der dritte Weg nach innen

Entlang seiner Vorstellung vom menschlichen Wesen, in Un-
kenntnis von Psychologie und ihren heutigen Begriffen, beschreibt Bonaventura im 13. Jahrhundert sein Wissen vom
Funktionieren des menschlichen Körpers. Er bezeichnet diesen dritten Weg als das, was den Menschen innen wirklich ent-
scheidend befähigt und ausmacht, den »mens«, das heißt die
Fähigkeiten, sich etwas vorzustellen und zu erinnern, also etwas
zu speichern, etwas zu verstehen und zu beschreiben, bis dahin,
sich zu etwas zu entscheiden, also etwas zu erstreben und zu
wollen.

Wie kostbar sind uns unsere Erinnerungen, selbst wenn sie
uns belasten, ja verfolgen. Sie machen uns zu der Person, die
wir sind. Aber erst Verstand und Wille machen unsere Erinnerungen zu dem, was sie sind: Quelle unseres Verhaltens, unserer
großen und kleinen (Lebens-)Entscheidungen.

In allen psychischen Prozessen spiegeln sich, wie Bonaventura meint, göttliche Prozesse. Unsere Psyche beschreibt gleichsam ein göttliches Wesen, das sich im Prozess befindet, in einem
steten Geben und Nehmen, Sich-Hingeben und Anvertrauen,
Sich-Schenken und Beschenktwerden. Für ihn spiegelt sich im

ganz simplen Verstehen einer körpersprachlichen Gestik eine Verbundenheit mit einer göttlichen Präsenz. Je besser unser innerer, psychischer Prozess aufeinander abgestimmt »läuft«, desto mehr wird Gott durch uns erkenn- und greifbar! Je mehr wir zum Beispiel unserer Biografie gewahr sind, daraus unser Leben verstehen lernen und auch unsere Entscheidungen darauf aufbauen, umso mehr wird ein Gott durch uns erfahrbar, der »dreifaltig« ist. Unser psychisches Leben – nämlich Gedächtnis, Verstand und Wille – führt uns nach Bonaventura direkt zu einem Gott des trialogischen Miteinanders, nicht zu einem Gott des Monologs.

Wir könnten die Spur des Göttlichen bereits dadurch verlieren, dass wir etwas vergessen oder gar verleugnen, etwa weil wir etwas nicht wahrhaben wollen. Wir wissen, wie eingeschränkt unsere Wahrnehmung ist, noch mehr wissen wir aber, wie bruchstückhaft unsere stets subjektive Verarbeitung der Daten ist, die von außen und von innen aus dem Gedächtnis kommen. Wenn wir beispielsweise den Reformschritten der christlichen Arbeiterjugend vor etwa hundert Jahren folgen, nämlich »sehen – urteilen – handeln«[3], dann erkennen wir auch hier, dass sie ganz auf diesem Trialog aufbauen.

Auch die rationale moderne Naturwissenschaft wäre für Bonaventura ein Zugang zum Göttlichen, eine spirituelle Quelle, die göttliche Prozesse erkennen lässt. Nichts ist verloren oder verliert sich, auch die scheinbar endlosen Diskurse und Dispute um ach so Wichtiges: Sie sprechen vom höchsten Diskurs überhaupt, einem Diskurs um Liebe und Hingabe.

In diesem dritten Schritt ist natürlich unser allzu oft verzweifeltes Suchen nach Sinn und Erfüllung, nach Angenommensein, nach Vergebung, nach Verstehen und Verstandenwerden

---

3 Vgl. Joseph Cardijn; https://de.wikipedia.org/wiki/Joseph_Cardijn (11.10.2022).

geborgen. Wir meinen, dass dies sehr tröstlich sein kann: Nichts, auch das Unsinnige und Verquere, entbehrt der Bindung an das göttliche Geheimnis.

Und wie herrlich ist die menschliche Gabe des Humors, die gekonnt mit Bedeutungen und Zusammenhängen spielt! Eine wahrhaft spirituelle Gabe.

Bonaventura vergleicht zudem in einer anderen Meditation Gedächtnis, Verstand und Wille mit den drei Weisen bzw. Magiern aus dem Osten, wie sie im Matthäus-Evangelium beschrieben sind. Noch heute feiern wir am 6. Januar das Fest der Epiphanie, der Erscheinung des Herrn, der in Bayern gemeinhin »Dreikönigstag« genannt wird. Kinder schlüpfen in die Figuren der drei Könige und gehen von Haus zu Haus. Die drei weisen Magier oder Könige machen sich dieser Erzählung nach auf den gefahrvollen Weg, um das göttliche Kind zu suchen. Nach Bonaventura befinden wir uns wie diese »Magier« beständig auf der Suche nach dem göttlichen Kind in uns, nach dem dreifaltigen Gott in uns, nämlich dann, wenn wir unsere inneren Kräfte benutzen.

Wie wäre es für Sie, wenn Sie eine Art Psychodrama »spielen« würden? Ihr Gedächtnis wäre der König Melchior. Er würde die Spuren des Göttlichen in Ihrer persönlichen Geschichte aufspüren. Ihr rationaler Verstand wäre gleichsam Caspar, der aufgrund logischer Schlussfolgerungen aus Evidenz heraus seine Folgerungen zöge. Und Ihr Wille wäre wie Balthasar, dessen Job es ist, Ziele zu formulieren und Entscheidungen zu treffen! Das Zusammenspiel dieser drei Figuren wäre tatsächlich ein Psychodrama, das ein je subjektives Abbild und Gleichnis für das göttliche Miteinander aufzeigen würde.

Unsere psychischen Prozesse sind Spuren eines göttlichen Prozesses, nicht eines chaotischen Desasters, das uns in die Verzweiflung führt. Selbst im inneren Durcheinander scheint das Göttliche durch, würde Bonaventura sagen.

Die Seele oder der göttliche Grund – der vierte Weg

Der Schritt nach innen – verglichen mit dem Blick auf die Sinne nach dem ersten Schritt – deutet auf etwas, was wir nun tatsächlich als die spirituelle Erfahrung per se bezeichnen können. Wir sind in der Lage – ohne es erklären zu können –, Außersinnliches, Übersinnliches, ja Jenseitiges zu erleben, zu ertasten, zu schmecken, zu riechen, zu hören und zu sehen. Wir Menschen haben ohne Zweifel die Fähigkeit, zu glauben, zu hoffen und zu lieben. Und mit diesen Fähigkeiten werden uns urplötzlich ohne Möglichkeit der Beeinflussung Erfahrungen geschenkt und präsentiert, die uns verändern, über die wir kaum zu sprechen vermögen, die uns hin und wieder gar in eine Art Ekstase versetzen, also aus uns selbst herausführen können. Diese Erfahrungen haben Menschen seit vielen Jahren beschrieben, wenn sie sich an ihr Sterben erinnerten (sog. »Nahtoderfahrungen«).

Gerade angesichts des Unausweichlichen, des »ein für alle Mal«, angesichts des drohenden »Ablebens« sind diese Fähigkeiten radikal herausgefordert! Und welche Kraft kann ein hoffender Mensch entwickeln, sozusagen übermenschliche Kräfte. In der Sterbebegleitung fragen wir uns nicht selten, was einen Menschen noch in diesem Leben hält. Es mögen die sozialen Bindungen sein, aber schließlich sind es immer auch Hoffnungskräfte, die nicht loslassen wollen, bevor sich nicht noch etwas erfüllt, vielleicht nur noch ein Blick, ein Augenaufschlag, ein Händedruck, ein Wiedersehen!

Dieser vierte Schritt kennzeichnet den Mittelpunkt des Weges, gleichsam den Kern der ganzen Geschichte, an dem wir selbst sozusagen zur »Mutter Gottes« werden. Wie die »Gottesgebärerin« Maria sind wir in der Welt, um Jesus auf die Welt zu bringen, das Gotteskind zu gebären. Wenn wir auf den Marienaltar blicken mit Maria, die das Kind auf ihrem Arm trägt, dann blicken wir sozusagen auf ein Bild unserer eigenen Berufung und unseres eigenen Weges!

Die Verehrung von Maria als Mutter Gottes im katholischen Kontext und als einer besonderen, gesegneten Frau im evangelischen Kontext trägt eine tiefe Wahrheit in sich. Eigentlich spiegelt sich darin die größte Würde des Menschen überhaupt. Wir empfangen (vom Heiligen Geist), geben dem Göttlichen in unserem Leben einen Raum (»Gebärmutter«) und bringen schließlich Gott auf die Welt. Wir bringen Gott auf die Welt, indem wir liebevoll und ohne Gewalt leben, Gutes tun, offen und solidarisch mit anderen das teilen, was wir vorschnell als unser Eigentum bezeichnen und behandeln. Diese Liebe lebt von der Vision einer Gemeinschaft, einer Einheit, in der alle gleich sind, nämlich »begnadet«, also zuallererst beschenkte »Geschwister«. »Gott gebären« heißt also als Erstes, sich selbst als Geschenk zu begreifen und dieses Geschenk weiterzugeben und zu teilen. Hier wird das deutlich, was die Theologie damit meint, wenn sie Maria als Mutter der Kirche sieht, als Modell der Kirche.[4]

Bonaventura entwickelt in diesem Schritt jedenfalls das, was er »Hierarchie« nennt, die heilige Ordnung bzw. Struktur (griechisch »arché«), die sich nur durch die Gaben des Heiligen Geistes ergibt, durch Glaube, Hoffnung und vor allem Liebe. Das größte unter diesen großen drei Geschenken ist die Liebe.

---

4   Die große Führerin der Frauenbewegung im 13. Jahrhundert, die 1253 in Assisi verstorbene Chiara di Offreduccio, Klara von Assisi, bezeugt das in ihren Schriften sehr deutlich. Klaras Texte fließen von diesem Bild der Mütterlichkeit Gottes über: »Ich trage in mir den lebendigen Gott!« Sie wurde im späten 20. Jahrhundert aufgrund ihrer Fähigkeit, in die Ferne zu sehen und zu hören, zur Patronin des Fernsehens ernannt. Der Schweizer Kapuziner Anton Rotzetter (1986) hat einmal diese franziskanische Idee genutzt, um zu sagen, dass das Geschlechtermodell für das Priesteramt in der katholischen Kirche die Frau sein müsste, nicht der Mann. Die Berufung des Priesters sollte nicht sein, den Mann Jesus zu vertreten, sondern Christus in die Welt zu tragen.

Reines Dasein, abstrahierte Erfahrung – der fünfte Weg

Nach diesem Tiefenschritt zur geistlich-spirituellen Mutterschaft, der in eine Ekstase führt und nicht mehr übertroffen werden kann, stellt sich die Frage: Wohin soll der Weg uns noch weiterführen? Hier ist schon alles erfahren, was es zu erfahren gibt! In dieser Erfahrung lösen sich Raum und Zeit auf und Begrenzungen werden durchlässig.

Die vier bisher beschriebenen Wege bieten die Struktur, die alle menschliche Erfahrung »abdeckt«, das heißt als eine Möglichkeit beschreibt, spirituelle Erfahrungen zu machen: die Welt um uns voll und ganz zu erfahren, ganz bei unseren Sinnen zu sein und dabei Welten zu verbinden, schließlich über die Sinne in uns selbst einzutauchen mittels unserer Kräfte sich zu erinnern, zu verstehen und mit mehr oder weniger Kraft unseren Willen zu nutzen. Diese mentalen Prozesse bieten uns die Grundlage für die Kraft des Glaubens, für die unverzichtbare Hoffnung und die vollendende Liebe, die über die Entscheidung für einen Menschen hinausgeht. Dort, wo wir veränderte Erfahrungen machen – Bonaventura nennt dies »transformierte« Sinneserlebnisse –, führt das gelegentlich bis zur Ekstase.

Für den Pariser Professor gibt es schließlich noch einen Schritt darüber hinaus, nämlich in Gedanken an die Grenzen des Vorstellbaren zu gehen mithilfe von Philosophie und Theologie.

Wir sind ohne Zweifel da, wir sind präsent. Und trotzdem liegt es jenseits unseres Erlebens, sich das nackte Sein vorzustellen. Einfach zu sein! Wir leben meist im Tun, in der Aktivität, worüber wir uns auch definieren. Wenn wir nichts tun oder nichts mehr tun können, erleiden die meisten Menschen zunächst eine »Sinnkrise«: Wozu bin ich dann noch da, wenn ich nichts mehr tun kann? In einer »Arte«-Dokumentation über buddhistische Nonnen im Himalaya beeindruckte mich (J. R.) das Gespräch mit der hochbetagten Äbtissin, die sich nur noch den Tod wünschte, weil sie für die Gemeinschaft nicht mehr arbeiten konnte. Wie vielen Menschen in unserer Gesellschaft ergeht es ähnlich? Das ist die Spannung zwischen Sein und Tun bzw. die emotionale Erfüllung bzw. Leere durch das, was wir tun bzw. nicht tun können.

Die Spannung zwischen Haben und Sein hat Erich Fromm herausgearbeitet (Fromm, 1976). Wir sind nicht deshalb wertvoll und wichtig, weil wir viel oder wenig haben, sprich: besitzen. Auch wenn wir das emotional empfinden sollten. Cicely Saunders (1918–2005), Gründerin der Hospizbewegung, formuliert eindrücklich: »Du bist wichtig, bis zum letzten Augenblick wichtig, weil du eben du bist!« (Saunders, 1976). Du musst auch nichts geleistet und erworben haben, um unser Ansehen zu haben! Die allgemeine Erklärung der Menschenrechte, die erst 75 Jahre alt ist, versucht, die Würde des Menschen am Sein festzumachen.

In ganz besonderen Augenblicken machen wir eine Erfahrung vom Sein als solchem. Die Zeit scheint stehen zu bleiben. Sie fließt nicht weg. Ähnliches empfinden wir unter Umständen, wenn nichts weitergeht, wenn wir Langeweile und Ungeduld erleben. Die Leere-Erfahrung ist tatsächlich eine unerlässliche Lehre unseres Lebens. Das könnte uns auch eine Gelegenheit bieten, zu uns zu kommen, nach Visionen des Lebens Ausschau zu halten, nicht nur weiterzurennen.

Es ist bei genauerem Blick erkennbar, dass es eine besondere Verbindung zwischen den ersten beiden Schritten und dem fünften gibt: Dort, wo beispielsweise die ungeteilte Aufmerksamkeit und Präsenz in der Natur gelingt, da stellt sich nicht selten so etwas wie Erfüllung und Glück ein. Vor Kurzem hatten wir zum ersten Mal in unserem zwanzigjährigen Betrieb des Christophorus Hospizes in München eine Bewohnerin, die zum Sterben in den Garten gebracht werden wollte. Sie war daheim angekommen, ein letzter Atemzug an der frischen Luft!

Franz von Assisi liebte es, das Heilige in Szene zu setzen. So tat er es auch, als er seinen »Bruder Tod« nahen fühlte. Er ließ

sich Anfang Oktober 1226 mit seinen 44 Jahren zum Sterben
nackt auf seine »Schwester Mutter Erde« legen. Seine Lieblings-
plätzchen mit Mandeln wollte er zuvor noch einmal kosten. Und
seine Brüder sollten dazu singen und beten. Jedes Jahr feiern
Menschen weltweit dieses Geschehen in einem sogenannten
»transitus«, einer Feier des Übergangs. »Exitus« sagen die Mediziner – und treffen den Aspekt, dass etwas zu Ende ist. »Transitus« sagen andere – und treffen einen anderen Aspekt, dass
nichts zu Ende ist. Vielleicht sogar, dass es erst begonnen hat?

Das Gute überhaupt – der sechste Weg

Bonaventura führt den Weg noch etwas weiter. Der höchste
Gedanke überhaupt ist für ihn die Beschreibung des höchsten
Gutes, des Guten überhaupt. Sein Name für Gott ist schließlich
»altissimo, glorioso«. Er streckt sich innerlich mit all seinen
Gedanken, so hoch er kann: Was ist wirklich gut? Bonaventura
landet bei dieser »Kontemplation« natürlich beim höchsten
Gott, dem christlichen Gottesbild der Dreifaltigkeit, »wahrer
Gott von wahrem Gott«.

In den Details dieser Überlegung kommt der Professor auch
zu einem mittelalterlich weit verbreiteten Paradigma, nämlich
zur Koinzidenz der Gegensätze. Bonaventura sieht in Gott alle
Gegensätze vereint, ja ausgehalten. Einheit besteht im besten
Sinn eben nicht darin, dass alle eins sind, sozusagen ein Ein-
heitsbrei, sondern dass in dieser Einheit alle Individualität und
Diversität ungeschmälert erhalten bleiben.

Dieser Schritt lässt auch Rückschlüsse auf unser soziales Miteinander zu, auch auf die Art und Weise, wie wir uns organisie-
ren. Gut im Sinne Bonaventuras wäre also nicht, wenn nur ein
Einzelner das Sagen hätte, sondern wenn alle Glieder voll und
ganz akzeptiert und wertgeschätzt würden – und trotzdem eine
volle Einheit gewahrt wäre. Alle, die in Organisationen arbeiten,
wissen, welche Herausforderung dies bedeutet. Das Beste wäre

also, eine Vielfalt in der Einheit zu bewahren, Hinausgehen in die Welt und doch Daheimbleiben, Gleichheit und doch Rollen- und Hierarchieverteilung, Freiheit und doch Bindung. Die Gegensätze ließen sich fortführen.

Das Konzept »alles Gute« ist alles andere als platt! So mögen unsere guten Wünsche wie »gesund bleiben« oder »nicht aufgeben« häufig oberflächlich anmuten. Das Konzept »alles Gute« kennt Schattierungen, neben der Freude den Schmerz, ja gerade durch den Schmerz auch die Freude und die Erfüllung.

Eines ist klar: Ein derartiges Gut ist jenseits unserer Erfahrung und Erfahrbarkeit, allein die Vorstellung fordert uns heraus, erweitert unseren Horizont. Die Dehnübungen des menschlichen Geistes vollbringen Erstaunliches. Gott ist ein Wesen, das nicht groß genug gedacht werden kann – aber es kann gedacht werden!

Und noch eines: Das Bild eines guten Gottes gibt dem Menschen nicht nur eine beiläufige Rolle. Der Mensch gehört unweigerlich dazu, weil das Gute gar nicht so gedacht werden kann, als würde es sich nicht selbst vollständig teilen, austeilen, verschenken. Der christliche Gott ist ein überfließender, ein Gott des Überflusses, ein mütterlich nährender und stillender Gott. Daran muss sich alles messen lassen, was sich christlich nennt, auch jede Art von institutioneller Umsetzung.

Wo der Weg endet: »Seltsam, im Nebel zu wandern ...«

Wenn wir nun bei derartigen »peak experiences« angekommen sind, wenn wir bei dem All-Guten angekommen sind, kann eigentlich nichts mehr weiterführen. Mit den mystischen Erfahrungen, die den Menschen aus sich herausführen, kommen wir dem Sterben und dem Tod sehr nahe – und müssen notgedrungen schweigen. Worte reichen nicht mehr aus. Wir können still werden und sein, denn es geht um die Grenze, an der wir das Sagbare zurücklassen. Wir müssen warten. Viele Sterbende haben das schon beschrieben, was sie im Übergang (»Nahtod«) erlebt haben: Die Welt, wie sie sie gekannt haben, zieht vorbei, Fetzen der Lebenserinnerungen, Schönes, Glückliches, Schweres und Zerbrochenes, Unheiles. Erinnerungen ziehen vorbei und verabschieden sich.

Das Lichte verliert sich in einer scheinenden, leuchtenden Dunkelheit, wie Bonaventura es ausdrückt. Dieser siebte und letzte Schritt bezeichnet das, was in der mystischen Tradition aller großen Religionsgemeinschaften beinahe übereinstimmend zum Ausdruck gebracht wird. Der Erfahrungsschritt schließt sich an den vierten Schritt an, der in der Ekstase endete. Zweifellos ist es eine Nahtoderfahrung, in der wir auf der Schwelle stehen zwischen Leben und Tod, Sein und Nichtsein, Licht und Dunkel, Gehaltenwerden und Fallen ins Abgrundtiefe, Fülle und Leere, alles und nichts wissen. Der Mensch scheint sich zu verlieren und kommt doch dem Leben so nahe wie nie zuvor.

Die maximalen Gegensätze vereinen sich in der Kontemplation, in der »Kontuition«, ein Wort, das Bonaventura erfunden hat und das schwer zu übertragen ist. Kontuitive Erfahrung ist mehr als Intuition. Sie erspürt und erlebt gleichzeitig alles und nichts, Gott und Mensch, Alpha und Omega. Kontuition ist eine Wahrnehmung der Zusammenhänge, der inneren Verbundenheit von göttlicher und menschlicher Welt, eine Erfahrung der Resonanz, der Erwiderung, des Dialogs, in der jede Art von nüchterner Alltagserfahrung »Obertöne« zum Klingen bringt.

Karl Rahner, der große Theologe des 20. Jahrhunderts, hat in seinen letzten Jahren deutlich gemacht, dass die Kirchen nur überleben werden, wenn sie diese mystische Dimension lebendig erhalten, dass Menschen also eine Erfahrung von diesem siebten Schritt machen können, einem Schritt, der nur erlebbar ist dadurch, dass wir uns führen lassen. Wir können vieles tun zur Vorbereitung und Begleitung des Schrittes, im Kern ist dieser Schritt aber pures Geschenk, das heißt nicht machbar. Wir werden geboren, wir werden auch gestorben. Es entzieht sich unserer höchstpersönlichen Machbarkeit.

Bezeichnenderweise ist der einzige liturgiefreie Tag des Kirchenjahres der Karsamstag, »holy saturday«, wie die Engländer sagen. Und den ertragen viele nicht! Die Leere und Unsagbarkeit auszuhalten und zu erdulden ist die Kunst, nichts benennen und damit besitzen zu können, sondern bar jeden Schutzes da zu sein. So wird dieser Weg des Bonaventura zu einem Weg, der in das Geheimnis führt, nicht in einen Raum, wo alles klar ist. Der Weg endet sozusagen im Grab, wo alles Leben seinen Platz findet. Im Schweigen. Das ist die Lösung. Das ist Ende und Anfang zugleich!

Zusammenfassung

Was folgt nun aus diesen Betrachtungen des »alten« Meisters und Kirchenlehrers Bonaventura für ein Verständnis von Spiritualität im 21. Jahrhundert?

Spiritualität ist umfassend. Sie umfasst alles Menschliche, alle menschlichen Fähigkeiten. Sie stellt sozusagen eine Tiefendimension der Wirklichkeit dar. Es gibt nichts in unserer Erfahrungswelt, was keine spirituelle Dimension hätte. Sie ist »das Andere«, die tiefere Perspektive allen Seins. Sie zeichnet alles Sein aus mit einer Würde und Schönheit, die fasziniert und erfüllt. Für Bonaventura ist alles gut, weil er im menschlichen und natürlichen Sein eine Analogie göttlichen Seins erkennt.

In der Sorge um Menschen und in der Behandlung, Begleitung und Versorgung von Menschen, die auf Hilfe, Unterstützung und Rat angewiesen sind, ist es sicherlich von entscheidender Bedeutung, wie wir auf sie zugehen, mit welcher Haltung wir ihnen begegnen. Von Spiritualität zu reden, muss alltäglich und all-augenblicklich eingelöst werden!

»Von der Seele reden heißt die leibliche Existenz bejahen, heißt Spannungen aushalten, den Menschen Gutes und Großes zutrauen, heißt die menschliche Kraft der Sehnsucht, der Vision und der Erfindung bewundern, heißt: gut vom Menschen denken, weil er ein gottgewolltes Geschöpf ist« (Haberer, 2022, S. 15). Spiritualität ist zu Beginn des 21. Jahrhunderts etwas, was nicht nur inflationär benutzt wird, sondern sich fachlich mehr und mehr klar zuordnet, wie Bernhard Grom aufschlüsselt: »Suche nach Sinn und Fähigkeit zu Selbsttranszendenz (Hingabe an Werte und Personen); Selbstakzeptanz und Selbstentfaltung; positive soziale Beziehungen; intensives Erleben der Schönheit bzw. Heiligkeit der Natur; allgemeines Verbunden- und Einssein (connectedness) mit Menschen, Natur und Kosmos; Verbundenheit mit Gott (theistisch), dem absoluten All-Einen (pantheistisch) oder einer Gottheit (polytheistisch); Achtsamkeit und andere Meditationserfahrungen, Vorahnungen, Erleben ›psychokosmischer Energie‹« (Grom, 2011, S. 15).

2 Dimensionen des spirituellen Schmerzes: Wie sie uns begegnen und wie wir sie begleiten

Wir haben unser Verständnis von Spiritualität und Spiritual Care dargelegt. Daraus ergibt sich unser Modell von »spirituellen Schmerzen«, das Abbildung 4 zusammenfasst. Die dargestellten Begriffe beschreiben einen positiven Begriff, wir könnten sagen: eine Art spirituelle Balance und Gesundheit, die wir zur Gänze sicherlich nie ganz erreichen werden oder gar »hätten« wie einen Besitz, den wir in einem Safe sichern könnten.

Der Schmerz in der Darstellung bezieht sich jeweils auf eine Mangelerfahrung, etwas, das fehlt oder zerbrochen ist, also ein gewisses Leiden an der Unfähigkeit oder einer Entfernung ins Gegenteil. Dieses Leiden mag sich zunächst nicht deutlich störend bemerkbar machen, kann aber zu einer schleichenden Erosion von Halt und Kraft führen, zu einer Unfähigkeit, zu leben oder am Leben zu bleiben.

Die International Association for the Study of Pain (IASP) definiert Schmerz als eine persönliche, individuelle Erfahrung, deren Konzept biografisch »erlernt« wird, beileibe nicht immer verbal zum Ausdruck gebracht wird und stets respektiert werden sollte.[5] Dabei benennt die Gesellschaft leider nur biologische, psychische und soziale Faktoren, die das Schmerzerleben bestimmen.

Es fällt sicherlich auf, dass die Abgrenzung dieser neun Ebenen immer wieder unscharf sein wird. Die Ebenen schneiden

---

5 www.iasp-pain.org/resources/terminology/ (17.06.2022).

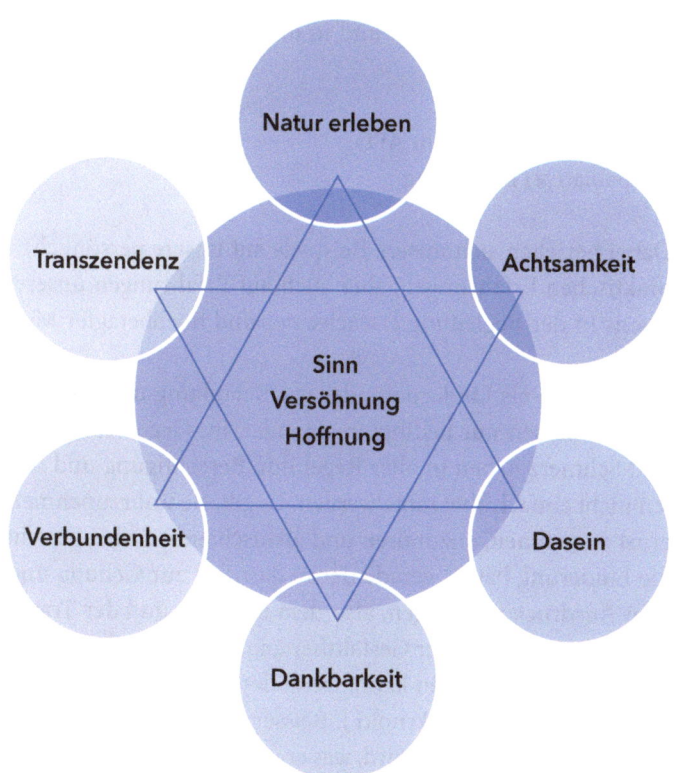

Abbildung 4: Dimensionen spirituellen Schmerzes (nach Bergmann u. Raischl)

sich, beeinträchtigen sich gegenseitig, bauen da und dort aufeinander auf: Sie gehören zusammen und bilden schließlich einen »spirituellen Schmerz«. Vielleicht könnte man sogar über alle neun Ebenen die Überschrift »Verbundensein« schreiben. Gemeint wäre eine »connectedness« in allen Bereichen und über alle Ebenen hinweg.

Wir möchten nun in den folgenden Abschnitten jeweils die Schmerzdimension beschreiben, dann dazu Praxisbeispiele berichten und schließlich unmittelbar dazu auch Impulse geben, wie wir in unserem Leben und in unserer Arbeit damit umgehen könnten:

a) Dimension
b) Geschichten aus dem Alltag
c) (palliative) Begleitung

Dabei beziehen sich unsere Beispiele auf unsere persönlichen praktischen Erfahrungen, aber auch auf Erfahrungen unserer Teams in der Begleitung erwachsener und hochbetagter Menschen.

Palliation als Linderung oder gar Betäubung und spirituelles Leid passen nur bedingt zueinander, im Gegenteil: Trauer und Schmerz haben in aller Regel ihre Berechtigung und sollten nicht einfach »betäubt« werden. Es gilt, sie wahrzunehmen, ernst zu nehmen, anzuhören und anzuschauen. Dabei besteht die Linderung häufig gerade darin, das Leid zur Geltung und zum Ausdruck zu bringen, also dem Schmerz und der Trauer Raum zu geben. Aus der Gestalttherapie wissen wir, dass Veränderung dann geschehen kann, wenn der Mensch der wird, der er oder sie ist. So wie Arnold J. Beisser darlegt: »Veränderung geschieht, wenn jemand wird, was er ist, nicht wenn er versucht, etwas zu werden, das er nicht ist«.[6] Sollten wir mit unseren Versuchen aber fortfahren, jeweils ein anderer zu sein, muss eine angestrebte Veränderung scheitern. Wie wir wissen, sind das Prozesse, die selten ohne ein Gegenüber, ohne Begleitung und menschlichen Beistand gelingen können.

In diesem Kapitel möchten wir nun nach den von uns benannten Fragen und Herausforderungen spiritueller Schmerzen auch Wege benennen, wie eine Unterstützung im persönlichen Umgang mit spirituellem Schmerz aussehen kann, auch in Teams realisiert werden kann. Freilich lässt sich auch vieles

---

6 www.gestalt.de_beisser_paradox.html (23.10.2022).

in der Selbstsorge umsetzen. Worauf kann ich als Betroffener achten, sei es als Fürsorgender oder Angehöriger, als ehrenamtlicher oder beruflich Handelnder oder selbst als ganz »normaler« alter oder kranker Mensch? Das wäre ja eine gelungene »spirituelle Begleitung« und »Sorge«.

Wir halten es für wichtig, auch Anregungen zur Integration von Spiritual Care in die multiprofessionelle Teamarbeit zu geben. Es könnte sein, dass unsere Gesundheitsbetriebe jenseits von funktionellen Betrieben nur dann überleben werden, wenn sie von Einzelnen und Teams gestaltet werden, die von Spiritual Care nicht nur reden, sondern sie leben.

Allerdings eine Warnung und ein Ausrufezeichen vorweg! Der Psychoanalytiker Tilmann Moser hat 1976 mit dem Begriff der »Gottesvergiftung« seine persönliche Erfahrung mit Gott sehr kritisch beleuchtet, ja, sein Buch geriet zu einer Anklageschrift gegen »Gott«. Bei Wikipedia heißt es: »Moser beschreibt seine Gotteserfahrung als unheilbare Krankheit, eine Vergiftung, als Fessel und bedrängende Übermacht. Er berichtet von einem Teufelskreis des Glaubens. Einmal begonnen, verstricke man sich in ein Angstgefühl, welches noch frömmer und demütiger mache, die Angst aber nicht beseitige. Der Mensch erniedrige sich selbst in stetiger Demut bis zum Selbsthass und verzweifle angesichts der göttlichen Übermacht durch ständige Schuldgefühle. Das göttliche Druckmittel sei die Aussonderung.«[7] Mit dieser Religionskritik trifft Moser den Kern der Gotteserfahrung allzu vieler Menschen weltweit, insbesondere bis zur Mitte des 20. Jahrhunderts, auch die Gotteserfahrung insbesondere der Hochbetagten und heute sterbenden Menschen. Glaube wurde nicht hilfreich und befreiend erlebt, ja, ganz im Gegenteil das Leben und Sterben der Betroffenen und ihrer Zugehörigen wurde schwer belastet.

---

7   https://de.wikipedia.org/wiki/Gottesvergiftung (12.05.2022).

Wir möchten an dieser Stelle schlicht auf diese Tatsache aufmerksam machen und dazu ermuntern, diese Erfahrungen, die einer stärkenden Begleitung natürlich im Weg stehen, sehr ernst zu nehmen und in der Annäherung an das Thema zu nutzen. Es ist ja ein großer Unterschied, ob wir die Folgen einer »Gottesvergiftung« vor uns haben, also einen von Menschen gemachten spirituellen Schmerz, oder ob der betroffene Mensch unabhängig von seiner religiös-spirituellen Sozialisation spirituell leidet.

Das bedeutet heute – insbesondere bei hochbetagten Menschen –, mit dem Phänomen der »Gottesvergiftung« zu rechnen. Es ist kein Einzelfall, sondern eher die Regel! Welche Bilder, welche Sprache haben Menschen gelernt zu benutzen? Welche Entwicklungsschritte sind diesen Menschen darauf aufbauend tatsächlich zuzumuten?

Entsprechend unserem Modell und Verständnis von spirituellen Schmerzen (siehe Abbildung 5) möchten wir Ansätze für den Umgang mit diesen Schmerzen anbieten.

Mit diesen neun Formen spirituellen Schmerzes wollen wir uns nun weitertasten zu den möglichen Optionen, damit umzugehen. »Zusammenhangslos« stellt sicherlich eine gewisse Zusammenfassung dar, da es in allen Punkten um die Verbundenheit geht, um eine tiefergehende Vernetzung, das Zusammenbinden eines Geflechts.

2.1 Natur-los versus Natur erleben: Die gestörte Beziehung zur Natur heilen

Dimension des Schmerzes

Die Entfremdung von der Natur ist weit verbreitet. Dadurch kann eine emotionale Sicherheit, ein sinnenhaftes Getragensein verloren gehen. Papst Franziskus schreibt in seiner Enzyklika »Laudato si'« (2015): »Die ständige Beschleunigung in den Ver-

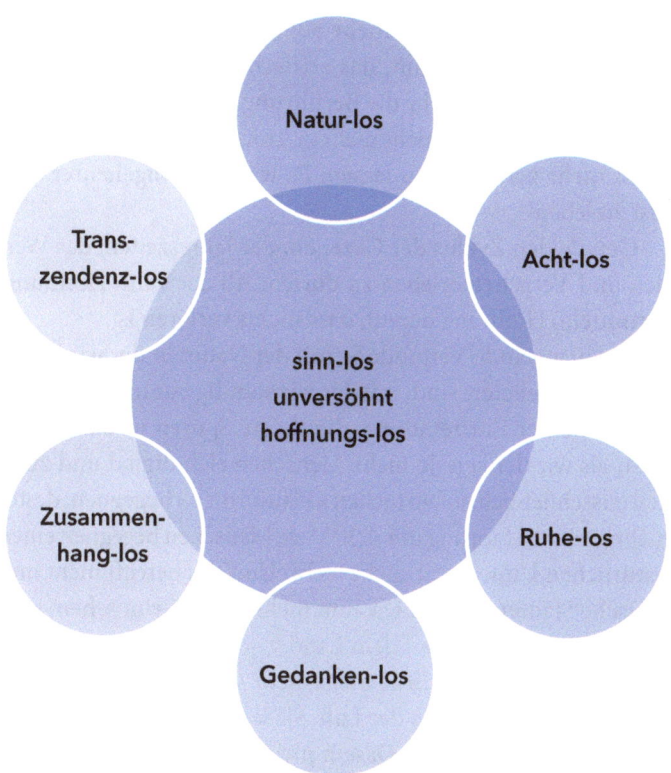

Abbildung 5: Spirituelle Schmerzen (Bergmann u. Raischl)

änderungen der Menschheit und des Planeten verbindet sich heute mit einer Intensivierung der Lebens- und Arbeitsrhythmen zu einem Phänomen, das einige als ›rapidación‹ bezeichnen. Wenn auch die Veränderung ein Teil der Dynamik der komplexen Systeme ist, steht doch die Geschwindigkeit, die das menschliche Handeln ihr heute aufzwingt, im Gegensatz zu der natürlichen Langsamkeit der biologischen Evolution.«

Sich nicht mehr an den Jahreszeiten, am Werden und Vergehen der Natur um uns herum zu beteiligen, nicht mehr Anteil

daran zu nehmen, nicht mehr auf dieser Erde zu gehen, zu
wandern, die frische Luft, das erfrischend natürliche Wasser
zu berühren, nicht mehr die Berührung zu spüren, dem Wind
und auch dem Sturm nicht mehr zu trotzen und sich die Haare
nicht mehr zerraufen zu lassen: Es wäre ein ungeheurer Verlust zu leben!

Gerade den Zyklus der Gezeiten, der Jahreszeiten, das Werden und Vergehen erleben zu dürfen: All das kann Hoffnung
vermitteln, Hoffnung darauf, dass nichts verloren ist.

Die mangelnde Verbindung mit der Natur, in der wir leben,
der wir ausgeliefert sind, mit der wir ständig »unterwegs« sind,
führt zu einer Entfremdung, die tiefere Spuren in uns hinter-
lässt, als wir denken. Je mehr Menschen sich digital und zum
Teil ausschließlich auf virtuellen »Plattformen« begegnen, desto
mehr greift die Störung um sich. Viele Menschen begegnen einer
natürlichen Umwelt gar nicht mehr. Und das betrifft nicht nur
typische Städter:innen, die kaum mehr etwas Grün sehen, sondern auch Menschen auf dem Lande.

Menschen, die der Erde nicht mehr vertrauen können, ent-
fremden sich, hängen in der Luft. Sie leiden an einem spirituellen Schmerz, weil sie das Dasein nicht mehr genießen können,
nicht entspannen können, Gelassenheit verlieren und ruhe-
los werden. Dieser Schmerz äußert sich nicht zuletzt in einer
Unfähigkeit, die Schönheit und den Zauber der Natur um uns
herum zu entdecken.

Geschichten aus dem Alltag

Heimaterde

Erde ist ein so zentrales Element! Frau S. war zusammen mit der
Mutter zu Kriegszeiten als Kind aus ihrem Heimatland geflohen.
Immer wieder erzählte sie davon. Und auch, dass es so schön
war, einmal wieder zurück ins Heimatland zu fahren. Leider hatte

sie damals vergessen, sich etwas Heimaterde mitzunehmen. Das bereute sie jetzt. Diese Geschichte erzählte Frau S. beim Einzug in die Pflegeeinrichtung. Sie erlebte dort einige schöne Jahre, in denen sie auch die Gesellschaft anderer Bewohner:innen und der Menschen um sich herum genießen konnte. Sie sprach oft davon, dass sie sich hier doch gut zu Hause fühle, nur der Garten, die Erde und der entsprechende Geruch – das könnte mehr sein. Oft war sie auch unterwegs auf dem nahegelegenen Spazierweg.

Als Frau S. in die Terminalphase kam, wurde sie immer unruhiger, und auch die vorbereitete Bedarfsmedikation vermochte ihr Leiden nicht zu lindern. Fenster, frische Luft, alles wurde probiert, bis sich die Pflegekraft an die Geschichte vom Einzug erinnerte. Erde. Und die Verbundenheit mit der Erde. So wurde auf der Bettdecke der geschwächten Frau eine Plastikfolie ausgebreitet und frische Erde – leicht feucht in Griff- und Geruchsnähe – aufgetragen. Zwar war es keine Heimaterde, aber es roch im ganzen Zimmer nach dieser Erde. Frau S. beruhigte sich sichtlich. Ihre unruhigen Hände zerrieben die Erde, sie atmete tief und intensiv den Geruch ein. Dies wiederholten die Pflegenden immer dann, wenn Frau S. Phasen der besonderen Unruhe hatte, und in solch einer Situation konnte sie dann sogar ihre letzten Atemzüge machen.

Im Gehen durch die Natur

Die Psychologin und Supervisorin Bernadette Raischl bietet im Raum München »Coaching to go« an. Das therapeutische Angebot findet also auf dem Weg im Freien statt, im Miteinandergehen in der Natur. Dabei erlebt sie viele »Wunder«, Berührungen, in denen der Austausch mit den Klient:innen durch die Natur als drittem Akteur sozusagen ergänzt und bereichert wird. Die Natur spricht und redet mit. Einmal legte sich bei einer Paarberatung der betroffene, schwer an Krebs erkrankte Mann plötzlich einfach flach auf den Boden. Er fühlte sich dazu eingeladen, hingezogen – und es sollte ihn verändern. Nach den von ihm als sehr belastend erfahrenen Therapien gelang es ihm im Sichhinlegen, die Last von sich abfallen zu lassen. Früh hatte er im Leben seine Mutter verloren. Umso mehr konnte er jetzt die Tragkraft von Mutter Erde wahrnehmen. So selbstverständlich, wie er sich der Erde anvertraute, so mutig wollte er auch spirituell vertrauen lernen. Wie Schuppen fiel es ihm von den Augen: Es ist ihm möglich, zu vertrauen! Und er würde nicht im Nichts versinken!

Auf die Erde legen

Oft schon praktizierte ich (J. R.) die Gebetsform der Prostration, die im orthodoxen, altkatholischen und katholischen Bereich noch geübt wird, aber auch im Islam oder Buddhismus vorkommt. Es bedeutet, sich auf die Erde zu legen, sich auszustrecken mit dem Gesicht zum Boden und ggf. auch die Arme zur Seite auszustrecken (Kreuzform). Die Geste nimmt den ganzen Körper mit in eine Bewegung des sich gänzlich Lassens, der Hingabe und Übergabe. Leider wird diese Gebetsform kaum mehr sichtbar, womöglich noch am Karfreitag und bei der Priesterweihe.

Schließlich ist es so tröstlich, sagen zu können: »Ich lege mich nach meinem letzten Atemzug an meinen Platz des Friedens, in der Erde, die mich auch dann umschließt, wenn ich tot bin. Ich bin trotzdem Teil des Lebens.« Wenn die Friedhöfe die Lebenden nicht tragen, was dann?

Immer schon hat mich dieser Gedanke besonders berührt, ganz besonders aber bei der Beerdigung unserer Mutter, als ich das Edith Stein zugeschriebene Gebet vortrug:

> »Ohne Vorbehalt und ohne Sorgen
> leg ich meinen Tag in deine Hand.
> Sei mein Heute,
> sei mein gläubig Morgen,
> sei mein Gestern, das ich überwand.

Frag mich nicht nach meinen Sehnsuchtswegen –
bin aus deinem Mosaik ein Stein.
Wirst mich an die rechte Stelle legen –
deinen Händen
bette ich mich ein.«

Aus der Erde sind wir genommen und zur Erde kehren wir zurück. Der Kreislauf lässt mich zur Ruhe kommen!

(Pallliative) Begleitung

Es gibt dafür heute unzählige Ratgeber, die wir hier nicht wiederholen möchten. Die Möglichkeiten sind letztlich unbegrenzt, da wir nur einen Schritt aus unseren einbetonierten Städten und Alltagswelten heraus wagen müssen, um »unser gemeinsames Haus« (vgl. Papst Franziskus, 2015) zu betreten.

Wie heilsam und verbindend, ja berührend kann ein Spaziergang sein, ein Wandern und Gehen. Vielleicht ist es das wirksamste Medikament gegen Depression und Lustlosigkeit. Könte das für die Betroffenen noch möglich sein! Die Luft zu atmen, den Boden zu spüren, die Düfte und Gerüche zu riechen, wie sie sind, die Gesänge des Wassers und der Tiere zu hören, das Grün des Frühlings, Berge und Täler zu sehen, in den weiten Sternenhimmel zu blicken: All das sind Wohltaten, heilsam, auch wenn scheinbar so flüchtig und alltäglich, wie das Leben eben ist.

Im Hospiz ebenso wie in Pflegeeinrichtungen und Krankenhäusern ist einer der wichtigsten Orte ein Garten, in dem Gäste und alle, die dort wohnen, leben und arbeiten, auch sein können. Als therapeutisch gilt heute nur das, was als solches definiert und zertifiziert ist. Ohne Zweifel ist es für den Umgang mit spirituellem Schmerz etwas vom Wichtigsten, einfach in der Natur zu sein und dies zu genießen. Vielleicht benötigen hilfsbedürftige Menschen dabei Unterstützung und Begleitung, jemanden, der mitgeht, dabei ist, mitwandert oder danebensitzt, um die Erfahrung tatsächlich machen zu können – ganz ohne Worte, denn dieser »Umgang« ist frei und selbstwirksam.

Es kann durchaus eine spirituelle Intervention sein, mit einer hochbetagten Bewohnerin im Rollstuhl hinauszufahren und so anzudocken an die Dinge, die da sind. Die Natur hält so viele Botschaften bereit, sie kann so viele Erinnerungen und Anknüpfungspunkte bieten, dass wir gar nicht mitkommen. Wichtig dabei ist immer ein Überraschungsmoment, ein Element des Staunens, des scheinbar Zufälligen. Die Natur spricht zu uns, nicht nur im Gezwitscher einer Amsel am frühen Morgen.

Im Christophorus Hospiz in München, das mit einem wunderbaren Garten gesegnet ist, wollte eine Bewohnerin zum Sterben in den Garten hinausgebracht werden. Sie wollte in der Natur sterben. Und sie konnte tatsächlich dort sterben, getragen von ihrer und unserer Mutter Erde! Was kann hilfreicher sein, als sich auf diese Weise im Fallen getragen zu fühlen?

Als eine der Pflegekräfte eine schwer kranke Frau im Rollstuhl in den Hospizgarten hinausbegleitete, wurde sie von der Glocke weggerufen und ließ die Bewohnerin allein am Weg zurück. Sie wollte ja gleich wiederkommen. Als die Schwester etwas verzögert nach Minuten zurückkam, fand sie die Frau lachend im Gras liegen. Sie hatte versucht, aufzustehen, und war hilflos nach vorn ins Gras gefallen, offensichtlich ohne sich zu verletzen. Lachend meinte sie, sie wolle mal testen, wie es wäre, ins Gras zu beißen! Humor kann eine sehr wertvolle Kraft sein, über den Dingen zu stehen.

2.2 Acht-los versus Achtsamkeit üben: Im Jetzt leben lernen

Dimension des Schmerzes

Eng mit dem ersten Schmerz verbunden ist der Verlust an Tiefgang in der körperlichen Sinneserfahrung, sei es beim Hinschauen, beim Hinhören, beim Schmecken, Riechen oder Berühren. Es geht um unsere fünf Sinne, unsere Tore zur Welt!

Die »Sinnlosigkeit« greift um sich, weitet sich sozusagen dort aus, wo sie »einreißt«, wo sie sich am Tempo unserer westlichen Kultur des Getriebenseins entzündet und nährt. Wo keine Zeit ist für Muße und Pause, für Unsinn und Langeweile, für Nichtstun und Innehalten, beginnt die Sinnlosigkeit. Wo Menschen sich keine Aufmerksamkeit mehr schenken (können), da beginnt spirituelles Leiden – nicht erst dort, wo sie keinen Sinn mehr rational erkennen können. Wenn sich ein Paar nicht mehr berühren kann, geht es über psychosoziales Leiden hinaus um spirituellen Schmerz, der die gemeinsame Lebensbasis auffressen und völlig zerstören kann.

Bereits im Kindesalter kann diese Fähigkeit schwer leiden und verloren gehen. Menschen leiden heute an einer Überflutung ihrer Sinne, einer Überdosis von Eindrücken. Junge Menschen sind zunächst offen, offen für alles. Sehr schnell können sie aus ihrer Umgebung lernen, wie Sinne betäubt werden, wie unsensibel über Erfahrungen hinweggegangen wird, wie unwichtig ihre Empfindungen im Getriebe von Erziehung und Schule sind, wie wenig unsere Alltagswelt den Augenblick wertschätzen und achten kann.

Es ist gerade der Leistungsgedanke und schließlich der Leistungsdruck, der uns schon in frühem Kindesalter und spätestens von der Schule an dazu (ver)führt, das, was ist, systematisch zu übergehen. Ständig müsste man im Widerstand innehalten und spüren, innehalten und spüren! Doch wer kann das schon leisten?

Bei diesem Schmerz geht es nicht so sehr um den tatsächlichen Verlust bzw. eine Leistungsverminderung eines Sinnes, sondern um eine andere Art von Qualität. Nicht mehr so gut zu sehen oder zu hören führt in aller Regel dazu, zunächst alles zu unternehmen, um den Sinn zu erhalten. Die Erfolge der modernen Medizin sind gerade hierbei ungeheuer weit fortgeschritten. Und trotzdem gibt es Blinde und Taube. Wir kennen Blinde, die äußerst achtsam, aufmerksam und hellwach sein können, die sogar sehen können, ohne zu sehen. Beim Gehör dürfte die Einbuße tiefgreifender sein. Das Gehör liegt sozusagen tiefer in unserer Wahrnehmung, insbesondere auch für unser Sicherheitsgefühl. Bei dem in diesem Abschnitt gemeinten spirituellen Schmerz geht es uns um die Beeinträchtigung bis hin zum Verlust des achtsamen Spürens.

Unsere eigene Achtlosigkeit sowie die der anderen kann uns jede Art von Hoffnung, Zuversicht und Freude rauben. Wie deutlich wird das beispielsweise in dem Film »Liebe« (2012) von Michael Haneke dargestellt, als die Protagonistin, die nach mehreren Schlaganfällen pflegedürftig ist, von einer Pflegerin gekämmt wird. Es gelingt der Schauspielerin Emmanuelle Riva in dieser Szene, die verzweifelte Seele dieser schwer kranken Frau ins Bild zu bringen, die schmerzverzerrt – es tut ja tatsächlich weh, derartig grob an den Haaren gezogen zu werden! – in diesem Augenblick ihren ganzen Lebenswillen verliert.

Dies ist ein Beispiel, wie wir durch die Achtlosigkeit anderer leiden. Wir leiden aber noch viel mehr an unserer eigenen Achtlosigkeit. In einer Arbeitswelt, die häufig ein sogenanntes Multitasking erfordert, wird von uns erwartet, unsere Aufmerksamkeit gleichzeitig auf mehrere Vorgänge zu richten. Wie unangenehm und auch kränkend ist es, wenn man bei einem Telefonat spürt oder hört, wie das Gegenüber am anderen Ende der Leitung gleichzeitig seine E-Mails liest oder beantwortet. Die geviertelte Aufmerksamkeit kann, vor allem auf Dauer, keine volle sein! Unsere Welt ist vielfach zu komplex geworden – und schreit nach Einfachheit, nach Verlangsamung, sonst bleiben wir alle Gekränkte – spirituell erkrankt.

In der Erkrankung der Demenz ist diese Erfahrung zu verlangsamen so fundamental, da die Betroffenen und die, die für sie sorgen, ganz auf die Sinne angewiesen sind, darauf angewiesen, sich von ihnen leiten und führen zu lassen. Gerade die Pflege muss Expertin für die Sinne sein, für die nonverbale, achtsame und würdevolle zwischenmenschliche Kommunikation. Gerade die Achtlosigkeit zerstört die Hoffnung, und zwar auf beiden Seiten, der zu Pflegenden wie derer, die pflegen. Eine hohe Achtsamkeit dagegen führt zu Würde und würdevoller Begleitung, verhindert Gewalt und schenkt Zuversicht.

Geschichten aus dem Alltag

Unwürdig

»Wissen Sie, wie sich das anfühlt? Unwürdig!« So wird die Seelsorgerin an diesem Tag von Herrn B. empfangen. Mit schmerzverkniffenem Gesicht sitzt er auf der Bettkante und berichtet: »Ich war auf der Toilette, wohin die Pflegerin mich gebracht hatte. Als ihr Telefon klingelte, musste sie sofort nach draußen und ließ mich allein. Ich blieb sitzen, kann mich ja allein nicht mehr bewegen. Beide Türen waren offen, die der Toilette und die des Zimmers. Ich komme gleich wieder, hatte ja die Pflegerin gesagt. Aber das war für mich so was von unwürdig! Überhaupt, dass ich mich nicht mehr bewegen kann, dass ich mich nicht allein auf die Toilette setzen kann, das ist so was von unwürdig!« Bloßgestellt in einer für ihn beschämenden Situation, fühlt sich Herr B. entwürdigt und wertlos. Er spürt die ganze Last, die er anderen geworden ist. Und vor allem, wie abhängig er davon ist, dass andere seine Würde achtsam wahren. Welches Ansehen hat er noch? Welche Achtung kann er noch erwarten und von wem?

Hände

Ein Hospizhelfer erzählt von einer Begleitung im Pflegeheim: »Es ist Mitte Januar, und ich werde gebeten, Frau K. zu besuchen, sie ist 98 Jahre alt und fällt immer mehr in sich zusammen. Sie sitzt am Tisch, vor sich Kaffee und Kuchen, als ich mich dazusetze. Ich stelle mich mit Namen vor und sage ihr, dass ich sie fortan gern einmal die Woche besuche. Keine Reaktion. Sie schaut starr vor sich auf den Tisch. Als kleine Geste will ich den Teller mit dem Kuchen näher zu ihr heranziehen. Da passiert das Überraschende: Mit nicht zu erwartender Schnelligkeit und Kraft schlägt sie mir auf den Handrücken und zischt: ›Lass das, das ist mein Kuchen!‹ Ich muss innerlich lachen.

In der nächsten Woche, als ich den Gang auf der Station entlanggehe, sehe ich sie auf einem Stuhl im Aufenthaltsbereich sitzen, Augen auf den Boden gerichtet. Ich bleibe stehen, frage sie, ob es ihr recht ist, wenn ich mich zu ihr setze. Sie nickt und wir verbringen so einige Zeit mit wenig Gespräch, aber Zusammensein. Geduld ist wichtiger als Worte.

In der vierten Woche treffe ich Frau K. nicht an, frage in der Station nach, erfahre: Sie ist gestürzt, Oberschenkelhalsbruch, Krankenhaus. Als sie wieder im Heim ist, liegt sie nur noch in ihrem Bett; so sieht sie noch kleiner aus. Dann finden wir in ein Gespräch, und so bleibe ich länger als in den Wochen zuvor. Als ich mich verabschiede und ihr die Hand gebe, überrascht sie mich wieder: Sie zieht meine Hand zu sich heran und küsst mich auf den Handrücken, den sie vor Wochen noch geschlagen hat. Und sie bedankt sich für den Besuch.

Als ich bei meinem sechsten Besuch an ihr Bett trete und ihr die Hand gebe, spüre ich starke Kälte. Ich sage ihr, dass ich meist richtig warme Hände habe und ihr damit ihre Hände aufwärmen werde. Das nimmt fast eine halbe Stunde in Anspruch, und sie signalisiert mit einem Augenaufschlag und Nicken, dass es ihr guttut. Daraufhin wärme ich ihr auch ihre ebenso kalten

Schultern und decke sie besser zu. Als ich mich schließlich verabschiede, öffnet sie noch einmal die Augen und bringt ein leises ›Danke‹ heraus. Nur eine halbe Stunde nach diesem Besuch ist sie ›gegangen‹.«

(Palliative) Begleitung

Es ist ein spirituell »ausgeschlachteter« Begriff, wenn wir das so drastisch sagen dürfen: achtsam sein, achtsam leben, achtsam begleiten. Die Verbindung zu den östlichen philosophischen und religiösen Traditionen, aber auch zur Psychologie, Therapie und zu einem großen Markt der Trainings- und Lehrseminare und Bücher bietet große Schätze – aber auch eine Menge Geschäft.

Ansetzen können wir bei allen Sinnen. Aber sind wir noch bei unseren Sinnen!? Sie benötigen Zeit und auf der Seite der Begleitenden den Mut, zu spüren, Gefühle zuzulassen und sich als ganzer Mensch auszusetzen.

Ein Hospizhelfer erzählt: »Ich sitze am Bett von S. Er ist in meinem Alter, noch nicht sechzig Jahre alt, und schaut mich an. Große, graue, stille Augen. Er schaut mich an und durch mich hindurch. S. erzählt davon, wie die Dinge sich für ihn verändern. Vieles wird angesichts von Sterben und Tod so unwichtig. Heute erreicht ihn das, was gestern noch so furchtbar wichtig gewesen war, gar nicht mehr. Wir horchen. Geräusche kommen durch die geschlossene Tür. Wie ein Alltagsorchester. Wir schauen uns an und beinahe genießen wir die Gegenwart des anderen.

›Eigentlich fühle ich mich wie befreit‹, sagt er, ›mal sehen, was noch kommt. Ich kann das nun wirklich akzeptieren.‹ Es entsteht eine Balance. Meine Sinne sind auf Empfang gestellt. Ich bin natürlich und offen. Wir schwingen gemeinsam. Was bedeutet das tiefe Ausatmen für unseren Kontakt?«

Eine zentrale spirituelle Qualität der Begleitung ist schlicht, da zu sein, wahrzunehmen, achtsam zu sein. Es sollte Bestandteil jeder palliativen Schulung sein, was es bedeutet, präsent zu sein. Hier ein Beispiel aus einem Pflegeheim:

Frau M. ist seit einigen Wochen in dem beschützenden Bereich einer Einrichtung. Sie sitzt häufig im Wohnzimmer auf einem Sessel. Sie wirkt unbeteiligt, still und zurückgezogen. Sie spricht nicht. Kontakte mit anderen Bewohner:innen meidet sie. Wenn ihr jemand zu »lästig« wird, geht sie.

Beim Besuch der Betreuungskraft B. ereignet sich eines Tages der erste Kontakt. Sie setzt sich auf den Sessel zu Frau M., der ihr in etwa gegenübersteht. Die Betreuungskraft sitzt da – schaut Frau M. an - Frau M. schaut zurück. Nach einiger Zeit schnippt B. mit dem Finger im Takt der Musik, die aus dem Radio kommt. Beim nächsten Lied nimmt sie die Hand von Frau M. und bewegt sie zusammen mit ihrer Hand im Takt. So geht das eine Weile, bis Frau M. von sich aus die andere Hand hebt und dabei die von B. sucht. Im Sitzen verschmelzen die beiden ihre Hände, wobei einmal die Betreuerin, dann wieder Frau M. die Führung übernimmt. Es macht Frau M. sichtlich Spaß. Sie kommt in Kontakt und lächelt sogar. Die Begegnung endet sozusagen im Einklang. Dankbar streichelt Frau M. zum Abschluss B.s Hände.

Gerade im Hospiz- und Palliativbereich sind Begegnungen oft unvermittelt, ohne langen Vorlauf, scheinbar aus der Zeit gefallen. Michael Clausing erzählt als ehrenamtlicher Sterbebegleiter und Hospizhelfer von einer Begegnung auf einer Palliativstation:

»Ich war Stunden an seinem Bett gesessen. F. verlässt diese Welt als Gescheiterter, Abgestürzter. Alles ist schiefgegangen. Eine Anklage wird nicht mehr erhoben, dafür ist er zu krank. Und das Sterben ist dementsprechend: qualvoll und voller Unruhe. Als

würde er am Fuß eines Abhangs stehen, der ins Rutschen gerät.
Seine Frau und seine Kinder lehnen es ab, ihn zu besuchen. Sie
möchten auch nicht mehr angerufen werden. Keine Chance,
noch etwas zu bereinigen oder zu verändern.

Zurückgezogen verbringt F. die letzten Tage seines Lebens,
getrieben von einer starken inneren Unruhe, gegen die auch
die Medikamente nicht recht ankommen. So sitze ich bei ihm
und beginne instinktiv zu singen: Melodien, die ihn beruhigen
und etwas ablenken.«[8]

Welche Qualität in Begleitungen gefordert ist, wird hier deutlich. Es handelt sich sehr häufig um die Kunst, aufmerksam da
zu sein. Dazu gehört, sich in diesem Da-Sein gleichsam als mit-
fühlender Resonanzkörper hinzuhalten, mitten hinein in exis-
tenzielles Geschehen. Und wahrzunehmen. Und mitzufühlen.
Es geht hier um das »reine« Da-Sein, ohne den Anspruch, hier
etwas zu lösen oder gar zu erlösen.

Selbst- oder auch von anderen berufene Erlöserinnen und
Weltenretter können tatsächlich gefährlich werden, weil sie
anderen etwas überstülpen wollen und sie damit bedrängen.

Kehren wir zurück zu den Situationen, in denen es darum
geht, in Beziehung zu kommen, auch wenn die Sprache als Kommunikation nicht mehr taugt. Hilfreich ist bei solchen Begleitungen manchmal eine andere Form der »Technik«. Bei manchen Menschen kommt unsere Sprache einfach nicht mehr an,
Worte verlieren immer mehr an Bedeutung, und Inhalte treten
in den Hintergrund. Sprache dient dann häufig mehr als Trans-
portmittel einer Haltung oder dazu, ein Gefühl von Geborgenheit zu vermitteln. Die warme oder tiefe Stimme, die Atmung,

---

8   Michael Clausing: Persönliche, unveröffentlichte Notizen. Benutzt mit
    Erlaubnis. Die persönlichen Angaben des Patienten sind verändert.

die Pausen oder auch ein Summen oder Singen: Das alles kann
dazu beitragen, Ruhe und Vertrautheit zu unterstützen.

Hierbei kann es hilfreich sein, die sogenannten fünf Kanäle
der Kommunikation zu nutzen:

- auditiver Kanal: ansprechen, was zu hören ist (z. B. Geräusche
  der Schmerzpumpe);
- motorischer Kanal: beschreiben, was sich bewegt (z. B. Augen-
  zwinkern);
- taktiler Kanal: thematisieren von Berührung (z. B. Streicheln
  der Hände);
- visueller Kanal: ansprechen, was ich sehe (z. B. Bild an der
  Wand);
- Propriozeption bzw. Eigenwahrnehmung: benennen, was ich
  in mir spüre (z. B. Traurigkeit oder Unsicherheit).

Es kann die Beziehung sehr fördern, wenn ich sage, was ich in
und an mir wahrnehme. So trete ich über die Eigenwahrnehmung mit dem anderen in Kontakt. Propriozeption bezeichnet
die Wahrnehmung von Körperbewegung und -lage im Raum
und der Stellung der Körperteile zueinander. Bei dem Psycho-
therapeuten Arnold Mindell (1987) bezeichnet sie das Spüren,
und zwar sowohl als Eigenwahrnehmung als auch als Über-das-
Eigene-hinaus-Spüren. Wenn ein Mensch schwer sprechen kann,
übertragen sich dessen Gefühle oft auch auf das Gegenüber. Dieser Kanal ist ein Wahrnehmungskanal. Bei der Begegnung mit
einem Menschen können wir zum Beispiel bei der Erinnerung
an eigenes Erleben uns selbst spüren, und wir können über das
Eigene hinaus das Empfinden des Gegenübers erspüren, weil
es mit unserem Empfinden in Resonanz geht. Wir können also
über uns hinausfühlen und -spüren.

Beides braucht eine Erlaubnis vom Gegenüber aber auch
von mir selbst, mit sich und seiner Geschichte in Begegnung
zu kommen und dann über sich hinaus wach und achtsam zu

sein. Das erfordert höchste Sensibilität, um dem Gegenüber nicht die eigenen Gefühle zu übertragen und gleichzeitig über das Eigene hinaus den anderen in seiner Situation zu erspüren.

Ein Drittes, also ein weiteres Objekt, wahrzunehmen und dies auch anzusprechen, stellt eine Verbindung her. Teilnehmer:innen einer Fortbildung zum Thema Begleitung von Menschen in außergewöhnlichen Bewusstseinszuständen berichteten, dass es angenehm gewesen sei, in der Rolle des Besuchten zusammen mit dem Besuch die Aufmerksamkeit auf das, was im Raum wahrzunehmen war, zu richten. So kamen sie auch in Kontakt miteinander. Es gab ihnen die Möglichkeit, sich mit einem »fremden Menschen« im Direktkontakt zu befinden und zu erleben: Da ist jemand, der nimmt das wahr, was im Raum ist und was mich ebenso beschäftigt.

Das Nutzen dieser fünf Sinneskanäle unterstützt den Begleiter oder die Begleiterin dabei, sich auf das Gegenüber in dessen aktueller Situation einzulassen, dazu gehört auch das Raumempfinden. Alles, was der oder die Begleitende hört und wahrnimmt, nimmt auch der Mensch im außergewöhnlichen Bewusstseinszustand wahr. Auch wenn er es in seiner Sinneswelt anders deutet, entsteht über diesen Weg doch Kontakt oder gar Vertrautheit. Vor allem aber laden diese Kanäle zur Ruhe und Begegnung ein. Sie unterstützen die eigene Achtsamkeit.

Eine weitere gute Möglichkeit, in Kontakt zu kommen, beschreibt die weit über Österreich hinaus bekannte und renommierte Palliativ-Geriaterin Marina Kojer (2017). Sie nennt ihre Methode das »Gespräch über die Hände«:

- Die Hände »fragen an«, ob sie willkommen sind. Dabei verraten Atemrhythmus und Mimik, ob die Berührung wirklich willkommen ist.
- Die Hände sollen Ruhe und Sicherheit vermitteln. Beim geringsten Zeichen von Abwehr gilt es, »einen Schritt zurück« zu machen.

- Das Verwenden beider Hände schließt den Kreis der Beziehung.
- Unseren beseelten Händen kann es bis zuletzt gelingen, dem Kranken in einer haltlos gewordenen Welt wieder Halt zu geben.

Begleitung auf der spirituellen Ebene geht noch einen Schritt weiter. Unabhängig davon, ob das Gegenüber religiös ist oder nicht, erscheint hier der Begriff »seelsorglich tätig zu sein« hilfreich. Und zwar in der Bedeutung »für die Seele des anderen sorgen«, also fürsorglich mit dem umzugehen, was dem betreffenden Menschen in der Seele wehtut. Und dem Gegenüber Angebote dazu zu machen, was in dieser scheinbar ausweg- und haltlosen, angstmachenden Situation Halt geben kann, was trägt und vielleicht sogar auch stärkt. Wieder hängt hier viel von der Haltung der begleitenden Person ab. Es ist wichtig, »dem Heiligen im eigenen Tun Raum zu geben«. Ich mache mir bewusst, dass der Mensch mir gegenüber auch in einem geistlich-spirituellen Prozess ist. An der Grenze geht es immer auch um die Konzentration auf das Geistlich-Spirituelle.

Es ist eine schrittweise Annäherung an diese spirituelle Dimension. Zunächst mache ich mich im wahrsten Sinn auf den Weg – hin zu dem Menschen, aber auch mit einer tieferen Bedeutung des Hingehens. Ich stehe nicht nur am Bett oder im Zimmer, sondern ich bin bereit, mich diesem Menschen in seiner Welt zu nähern. Ich schaffe Kontakt zum Beispiel wie oben beschrieben durch Stille, Präsenz, Anschauen, Mithören, Wahrnehmen. Ich lasse mir und dem anderen Zeit. Meine ganze Aufmerksamkeit richtet sich auf diesen Menschen. Ich verweile an den Augen, Nase, Mund, versetze mich in seine Haltung. Ich gehe in Resonanz und stelle mich ähnlich einer Geige als Klangkörper für die Schwingung der Saiten zur Verfügung. Musik entsteht im Miteinander von Saite, Schwingung und Resonanzraum. Ich bin ganz präsent.

Bevor ich gehe, beende ich den Kontakt mit einem guten Wunsch, oft sage ich spontan, was gerade als Impuls in mir aufkommt, ein Gedicht, frei formulierte gute Wünsche, ein Segenswort, summe eine Melodie und gehe in der Demut vor dem Weg des anderen.

2.3 Ruhe-los versus da sein und Ruhe pflegen: Lernen, einfach da zu sein

Dimension des Schmerzes

Die Hetze ist der Alltag des modernen westlichen Menschen, beginnend bereits mit den Kindern, die kaum mehr Langeweile und Leere erleben können. Wer nicht hetzt, der ist nicht up to date, der kann nicht mithalten. Wer aber nicht innehalten kann, ruhen kann, wird nicht selten krank. Die Ruhe, nichts tun zu können oder zu müssen, hat an Wert und Bedeutung eingebüßt.

Es bleibt die Sehnsucht nach Ruhe, besonders während hektischer Tage. Bei sich zu sein, zu sich zu kommen, das gelingt in ruhigen Zeiten. Sie eröffnen einen Raum, ohne Ablenkung mit sich selbst in Kontakt zu sein.

Nur wer absichtslos alles gehen lassen kann, kann da sein, kann sich und andere sein lassen. Dieser spirituelle Schmerz sitzt zutiefst auch in der Sucht, festzuhalten, zu klammern, zu halten und besitzen zu wollen. Nur, wer ruhen kann, kann aber auch sterben!

Nicht nur das letzte Hemd hat keine Taschen, das Leben insgesamt hat keine Taschen, wie der tschechische Dichter Jan Skácel es zu Beginn unseres Bandes formuliert: Können wir mit der Leere leben, auch am Ende des Lebens, wo doch die »Scheunen voll« sein sollten? Können wir mit Blick auf die »leere Scheune am Wegrand« getrost gehen, wo wir doch gerne Lobeshymnen auf all das Erreichte und Vollendete, das Eingebrachte und Eingeheimste, die Lebensverdienste hören und sehen und

genießen wollten? Nicht selten aber bleiben uns nur Bruchstü-
cke. Es fügt sich nichts Sinnvolles mehr zusammen. Dort, wo
wir an unserem letzten Puzzle bauen, unserem Lebens-Puzzle,
fügen sich die Teilchen nicht mehr ineinander.

Kein Wunder, wenn uns da Ruhelosigkeit, Atemlosigkeit,
Zittern als typische Symptome dieses spirituellen Schmerzes
überfallen oder gar nicht mehr loslassen. Können wir dann die
Leere und das Ungewisse ertragen?

Ein Symptom dieses Schmerzes ist die Unfähigkeit, Stille
auszuhalten. Die Ruhe wird leichtfertig und allzu schnell mit
Geschwätz, mit unnützen Reden und Worten gefüllt, ja vertrie-
ben. Mag es eine Form geschickter Konversation oder auch ein
oberflächliches »Gescheit-Daherreden« sein.

Natürlich löst diese Unfähigkeit Angst aus. Es geht um die
Angst, sich völlig zu verlieren, die Angst, den sicheren Boden
des Absprungbretts abzustoßen, sich der Luft und dem freien
Fall hinzugeben – und zu vertrauen. Dieses Vertrauen »fällt
nicht vom Himmel«.

Nicht selten brauchen Menschen in ihrer Unfähigkeit, sich
dem Abgrund und der Ausweglosigkeit des Lebens zu stellen
und auszusetzen, Hilfe.

»Ich (J. R.) kann mich gut an eine Art Spiel mit meinen Kindern
erinnern. Ich liebte es als junger Vater, sie hoch in den Himmel
zu werfen, je höher, desto besser! Sie waren ein oder maximal
zwei Jahre alt, ihr Gewicht ließ sie noch fliegen. Nach dem ersten Schreck, den sicheren Halt zu verlieren, öffneten sich ihre
Arme beinahe automatisch. Ihre Gesichter spiegelten den Verlust, die Verunsicherung, dann aber auch die Freude, in der Luft
zu schweben, das Vergnügen, manchmal auch etwas Angst. Und
dann holte sie die Schwerkraft zurück in die stets ausgebreiteten
Arme des Vaters. Welches Vergnügen für den Papa – hoffentlich
auch zumindest teilweise für die Kinder!«

Geschichten aus dem Alltag

Durch die Hölle

Ein Sterbebegleiter erzählt:»Ihr Übergang begann an dem Tag, wo sie in eine Demenz-WG übersiedeln musste. Sie war eine Stummfilmschauspielerin gewesen. Doch die Demenz war zuletzt rapide fortgeschritten. Zweimal wurde sie im Nachthemd an der Auffahrt zur Stadtautobahn gefunden, und sie begann, Gegenstände aus dem Fenster zu schmeißen. Die Zeit zu Hause war zu Ende. Heimlich hatten wir ihr ein Zimmer eingerichtet, mit ihren liebsten Möbeln und Bildern. Aber sie roch den Braten und war von den Betreuerinnen nicht aus der Wohnung zu bekommen. Mit vereinten Kräften schafften wir es dann doch, erzählten ihr irgendetwas von Ausflug und fuhren sie an ihren neuen Wohnort. Ihr Drama begann, als sie ihre Möbel in dem Zimmer sah. Da stimmt etwas nicht! Was soll das Zeug hier? Wo bin ich hier? Trotz Demenz spürte sie, dass eine grundsätzliche Veränderung in ihrem Leben eingetreten war. Und sie hasste Veränderungen! Und dann begann sie zu schreien.

Vier Stunden lief ich mit dieser völlig ausgemergelten Frau, die seit Jahren fast nur noch im Bett gelegen hatte, über die Flure der WG. Und sie schrie und sie hasste und sie beschimpfte und sie drohte und sie weinte und sie schlug und sie spielte Theater und sie sang. Ihr ganzes Nervensystem war komplett auf Alarm gestellt und mobilisierte alle Widerstände, die ihr ein Leben lang geholfen hatten, Veränderung nicht zuzulassen. Ich ging mit ihr einmal durch die Hölle. Gegen Mitternacht hatte sie keine Kraft mehr und schlief ein.

Als ich am Morgen sorgenvoll und voller Befürchtungen in ihr Zimmer kam, begrüßte sie mich mit strahlendem Lächeln und sagte, ganz Schauspielerin: ›Darling, was für ein wunderbares Hotel! Könntest du dem Pagen sagen, dass ich frühstücken möchte?‹

Alle Erinnerung an den vergangenen Tag war gelöscht. Und damit auch die Erinnerungen an ihre Wohnung, an den Beruf, an die Freunde. Was bis zum Schluss blieb, war ihre Kindheitswohnung in Bremen, wo sie unter dem Flügel saß und zuhörte, wie ihre Eltern gemeinsam musizierten.

Sie starb in einer stürmischen Herbstnacht im Schlaf.«

Ringen

Michael Clausing[9] erinnert sich: »Ich will von A. erzählen, denn sie führte mich an eine Grenze. A. hatte Brustkrebs im Endstadium. Sie hat ihr Leben lang als Fachärztin in eigener Praxis gearbeitet. Vor drei Wochen sah ich sie das erste Mal. Die zuständigen Schwestern waren in Daueralarm: A. rotierte in Dauerbewegung in ihrem Bett, versuchte immer wieder, aufzustehen, stürzte, Notaufnahme, neuer Verband. Eine zarte Frau, nur noch Haut und Knochen. Und dann nimmt ihr die Krankheit auch noch das Augenlicht. Und in der Dunkelheit lauert die Panik.

Die Ärzte bringen alles zum Einsatz, was die Palliativmedizin zu bieten hat, aber es scheint, als würde nichts wirken. Die Not liegt woanders, eine Not der geballten Fäuste. Sie liegt im Bett und sagt ohne Unterbrechung: ›Hilfe! Helft mir doch, ich kann nicht mehr. Tut doch was!‹

Ihre Tochter ist immer wieder da, aber sie hält es nicht aus. Eine Begegnung der Ohnmacht und Verzweiflung. Und der Körper spiegelt genau das wider. Er produziert Krisen und Zuspitzungen, die selbst für das erfahrene Pflegepersonal kaum zu ertragen sind. A. ist wach und orientiert, trotz Medikamenten, mit denen man einen Elefanten einschläfern könnte. Die Not ist stärker. Ich sitze lange Stunden bei ihr. Mal liegt sie in meinem Arm. Mal berühre ich ihren Arm. Ich kann sie beruhigen und ich kann

9   Unvervöffentlichte Notizen. Benutzt mit Erlaubnis. Die persönlichen Angaben der Patientin sind verändert.

dem Schrecken Einhalt gebieten. Wie eine Art Waffenstillstand. Ich verbinde unseren Atem und versuche, die Gespenster in den blicklosen Augen in Schach zu halten. Und das gelingt recht gut.

Was nicht gelingt, ist, die geballten Fäuste zu öffnen. Ich sehe sie blicklos in den Abgrund starren, und dabei mobilisiert sie eine Widerstandskraft, die ungeheuer ist. Was könnte ihr helfen, loszulassen? Absolut kein Rankommen. Wie von einer Mauer ist sie umzingelt, wie versteinert immer wieder die gleichen Sätze. Ohnmacht. Wenig Einfluss. Nur Momente, wo ihr Raumfahrtanzug kleine Schwachstellen ahnen lässt. So sitze ich da und inhaliere die Einsamkeit. Und bin erschüttert.

Und als keiner damit rechnete, kam der letzte Atemzug und mit ihm eine Freiheit und Stille.«

Kriegskind

Die ehrenamtliche Begleiterin Frau B. erzählt von folgender Begegnung. Die Schilderung wechselt zwischen wörtlichen Zitaten des begleiteten Mannes und der Begleiterin:

Herr M.: »1938 bin ich in Dresden geboren, Mann, war das eine Stadt! Meine Mutter hatte es nicht leicht, sie musste mich alleine großziehen. Und dann dieser Scheißkrieg. Beim großen Angriff war ich mit meiner Mutter im Keller, da war ich sechs Jahre alt. In meiner Erinnerung haben wir ewig im Keller gesessen, ich rieche noch die Angst der Leute und den Kalk in der Luft nach den Bombentreffern. Irgendwann schrie jemand: ›Gas, Gas!‹, und dann mussten wir alle raus. Meine Mutter hatte einen Koffer in der Hand mit unseren Wertgegenständen, und die wollte sie in Sicherheit bringen. Ich stand in einer Nische und schaute, wie sie versuchte, über die brennende Straße zu kommen, und dabei ist sie gestolpert. Und dann kam der Sturm und sie brannte lichterloh. Das vergisst ein Mensch nicht. Ich habe in meinem Leben immer alleine gelebt, Frauen wollen mir zu viel. Ich habe zwar eine Tochter, aber die kenne ich gar nicht, die war ein Unfall. Die

will auch nichts mit mir zu tun haben. Aber ich habe meine Spe-
zies, mit denen ich Fußball schauen gehe. Ich lebe wirklich gerne
allein. Aber wie soll ich denn das jetzt schaffen – ich bekomme ja
nicht mal eine Büchse alleine auf!«

Frau B.: »Nach einem halben Jahr mit einem ambulanten
Pflegedienst und einer Fachbetreuung gibt er auf. Die täglichen
Konflikte mit den Betreuungskräften sind eskaliert. Er entschei-
det sich für ein Heim in der Nähe seiner ehemaligen Wohnung.
Nach einem erneuten Krankenhausaufenthalt lehnt er die weitere Medikamentengabe ab und wird darüber informiert, dass
ohne Medikamente seine verbleibende Lebensspanne gering ist.«

Herr M.: »Ich habe die Schnauze voll, mir reicht es: So ist das
für mich kein Leben. Ich will mich auch mit niemandem mehr
streiten. Ich will meine alten Nachbarn nicht mehr sehen, die sollen mich in Ruhe lassen, die können mir sowieso nicht helfen. […]
Ich habe richtig Angst, panische Angst, ich schlottere vor Angst,
ich weiß nicht, wohin damit. Nachts träume ich immer wieder
von Dresden und dann sehe ich immer wieder meine Mutter,
wie sie da auf der Straße verbrennt. Ich will das nicht mehr sehen.
Wenn ich daran denke, bricht mir am ganzen Körper der Schweiß
aus. Helfen Sie mir, helfen Sie mir, machen Sie doch irgendwas.
Helfen Sie mir, tun Sie doch was. Können Sie nicht eine Spritze
besorgen? Und was für Arschlöcher hier überall sind, die taugen
doch alle nichts.«

Frau B. reflektiert im Nachhinein: »Ich kann das Geschrei nicht
lange aushalten. Er schreit stundenlang. Aber er steigert sich
auch systematisch hinein. Schon lange erreiche ich ihn nicht
mehr. Ich bin völlig ratlos und suche händeringend nach einer
Lösung. Als die Kräfte ausgehen, gerät er völlig in die Panik der
alten Zeit und ist zwei Tage im Ausnahmezustand. Ich finde eine
kräftige, mütterliche Frau, die es dem aufgelösten Mann gestat-
ten kann, an ihrer Brust zu liegen. Hier beruhigt er sich und kann
sterben.«

(Palliative) Begleitung

Kinder und Jugendliche wachsen heute in eine laute und schnelle, von Daten überflutete Welt hinein. Langeweile auszuhalten, ist bereits eine besondere Herausforderung und Kunst! Manchmal erleben wir auch in Pflegeeinrichtungen oder im häuslichen Kontext eine Art Dauerberieselung durch Fernsehgeräte oder Radio. Es ist eine Maßnahme gegen das Gefühl, allein und einsam zu sein, ein Mittel zur Ablenkung, zur Animation, vermeintlich auch zur Teilhabe am Leben. Können sie wirklich vermitteln, man wäre nicht allein?

Ruhe zu üben, zu meditieren im Stil von »nichts denken«, des einfachen Sitzens (Zazen) und Atmens kann man überall lernen. Es beginnt mit der Erfahrung der »Langeweile«, dazusitzen und Löcher in die Luft zu schauen, Zeit zu haben bzw. Zeit vertreiben zu wollen, weil sie nicht vergehen mag. Im Warteraum beim Arztbesuch können wir diesem Erleben oft nicht ausweichen und »geben« uns dann mehr oder weniger willig in das Geschehen.

»Eine der Erfahrungen, die mich (J. R.) in meinem Leben am tiefsten beeindruckten, war es, die Geburt unseres zweiten Sohnes mitzuerleben. Meine Frau und ich wollten nach der ersten Geburt im Krankenhaus unbedingt eine Hausgeburt machen, um möglichst ungestört zu sein. Die Warnungen, Vorbehalte und Ratschläge waren erschlagend gewesen. Als es schließlich so weit war und wir aufgeregt die Hausgeburtshebamme anriefen, ließ sie sich die ›Symptome‹ schildern – es war am späten Abend – und legte sich dann wieder schlafen. Sie dachte gar nicht daran, wie die Feuerwehr loszusausen. Und als sie am nächsten Tag gegen Mittag endlich kam, legte sie sich zu meiner Frau ins Bett und wartete, wartete und wartete. Aber sie war da, beruhigte und schuf dadurch Sicherheit. Den Weg, den wir gehen sollten, ersparte sie uns nicht. Und es war ein Glück.«

Einer der wichtigsten Dienste ehrenamtlicher Hospizbegleitung ist es, in kritischen Phasen Sitzwachen anzubieten, in der Regel in Sterbesituationen. Die wesentliche Kunst dieser Begleitung besteht darin, still sein zu können, zu wachen – und vielleicht für sich oder auch mit anderen zu beten.

Wieder erzählt Michael Clausing von einer Erfahrung auf der Palliativstation[10]: »Als ich um 7 Uhr früh die Station betrete, herrscht große Aufregung. Ein Mann sitzt auf dem Flur und schlägt sich an den Kopf: ›Das kann nicht sein … das kann nicht sein … Ich komme überhaupt nicht klar!‹ Ich treffe auf X, einen dementen 89-jährigen Mann, dessen Frau in der Nacht verstorben ist. Sie hatte sich seit Jahren ununterbrochen um ihren Mann gekümmert und ihn versorgt. Dann kam der Krebs. Er brachte sie zuletzt auf die Palliativstation. Auch er musste mit ihr aufgenommen werden, weil niemand allein mit ihm klarkam. Ich ging mit ihm auf sein Zimmer und blieb die nächsten fünf Stunden an seiner Seite. Erst war er aufgebracht und empört: ›Was soll denn das? Ich komme gar nicht klar! Wo bin ich denn hier? Warum sagt mir denn niemand was? Was soll denn das?‹ Wie eine Platte mit einem Sprung, so drehte sich in seinem Kopf alles um sein Gefühl: Etwas Schlimmes war passiert! Ich versuche, auf seine Fragen einzugehen, stelle aber schnell fest, dass er die Antworten nicht hören will. So gehen wir schließlich gemeinsam zu seiner Frau in den Abschiedsraum. Dort liegt sie mit entspannten Zügen und wirkt wie befreit. Sie strahlt eine besondere Schönheit und auch Würde aus. Ich setze ihn an ihre Seite und die Tränen beginnen in Strömen zu fließen. ›Wo bist du denn? Das kann doch nicht sein! Was hat sie denn? Ich habe doch gestern noch mit ihr gesprochen! Das kann doch nicht sein!‹ Tiefste Verzweiflung und Schmerz rau-

---

10 Unvervöffentlichte Notizen. Benutzt mit Erlaubnis. Die persönlichen Angaben des Patienten sind verändert.

ben ihm beinahe die Besinnung. Doch der Tod erreicht mit seiner Realität auch diesen schwer dementen Mann. Ihr Leben haben sie gemeinsam verbracht, bis zum Schluss waren sie zusammen. Aber von ihrem Tod hat er nichts mitbekommen. Das haut ihn um. Der erste Besuch bei seiner verstorbenen Frau dauert 20 Minuten. Danach ist er völlig erschöpft.

Aber die »Platte« dreht sich weiter, immer wieder die gleichen Fragen. Ich bringe ihn zurück ins Zimmer, und in meiner Not beginne ich zu singen. Leise. Er schaut mich mit großen Augen an und kommt langsam etwas zur Ruhe. Der Geist rattert auf Hochtouren – ohne Antworten. Endlich sackt er zusammen. Es gelingt mir, ihn aufs Bett zu legen, wo er vor Erschöpfung kurz einschläft. Soll man ihm ein Medikament zur Beruhigung geben? Da ich da bin, gibt es eine Alternative. So gehen wir Schritt für Schritt durch diesen Morgen der Trauer. Immer wieder öffnet er die Augen, sieht, dass jemand da ist, und schläft wieder weiter. Er ist es in den vergangenen Jahren stets gewohnt gewesen, dass seine Frau an seiner Seite war. Wieder schreckt er hoch. Jetzt versuche ich, mit ihm zu atmen. Ich spüre, wie sein magerer Brustkorb sich hebt und senkt und wie Erschöpfung und Verzweiflung wieder größer werden. Er scheint wieder zur Ruhe zu kommen. Wir gehen ein zweites Mal zu seiner Frau. Wieder Tränen scheinbar ohne Ende. Aber die Realität des Todes kommt langsam an. In all der Auflösung merkt er, dass sein Leben sich verändert hat und dass er nicht allein klarkommt. Mit großer Liebe streichelt er ihr Gesicht, die Hände, die kalten Wangen. ›Wo bist du denn? Das kann doch nicht sein! Aber ich liebe dich doch!‹ Als wir wieder im Zimmer ankommen, kommt eine Vertretung des multiprofessionellen Teams. Alle sind voller Sorge. Mittags kommt die Tochter endlich. In Absprache mit ihr kann eine Verlegung auf die Gerontopsychiatrie besprochen und geklärt werden. Sein Weg wird nicht mehr lang sein. Auf dem Flur nimmt eine Schwester anteilnehmend meine Hand, da fließen auch bei mir die Tränen und ich lasse es zu. Der trauernde und trostlose Mann hat mich an seiner Seite akzeptiert. Mittags kommt die Tochter noch einmal und die beiden nehmen Abschied am Bett der Mutter. Als ich mich verabschiede, kommen Ärztin und mehrere Schwestern auf mich zu und bedanken sich. Diese Not und Hilflosigkeit hat uns miteinander verbunden.«

Oft geht es »nur« darum, mit auszuhalten und da zu sein.

2.4 Gedanken-los versus Dankbarkeit üben: Von der Erinnerung zum Dank

Dimension des Schmerzes

Alles als ein Geschenk begreifen zu können, alles Leben, alles, was einem tagtäglich begegnet bzw. über den Weg läuft oder möglich ist: Das wäre ja tatsächlich Glück. Gedankenlos und oberflächlich nehmen wir das meiste als selbstverständlich an, vielleicht auch als etwas, das wir uns schließlich mehr oder weniger mühsam selbst erarbeitet haben.

Fulbert Steffensky (o. J.) hat diesen Schmerz einmal sehr treffend ausgedrückt: Wer nicht danken kann, wer sich nicht verdankt weiß, der kann nicht sterben. Dankbarkeit ist eine Grundverfassung des Lebens. Wer meint, alles selbst machen zu müssen und für alles selbst verantwortlich zu sein, leidet und muss sich alles selbst erarbeiten.

Wer erinnert sich nicht an die Geschenke in seiner Kindheit? Kinderüberraschungen, die einen mehr freuten als alles. Die Geschenke waren ganz unverdient. Wir werden beschenkt, weil wir angenommen und geliebt werden! Verdienen müssen und können wir uns das nicht.

Der Lohn für einen erwiesenen Dienst ist Anerkennung, aber das freie Geschenk der Liebe hat man nie verdient.

Der Glaube an die Machbarkeit des Lebens ist weit verbreitet. Er hat zu schrecklichen Auswüchsen im 20. Jahrhundert geführt. Nicht zuletzt durch moderne Schulmedizin erleben Menschen täglich »Wunder«, die ihr Leben erhalten und verlängern. Doch, so scheint es, werden wir den Geist, den wir riefen, nicht mehr los. Wir leben in einer Gesellschaft, die alles kontrollieren will und sich doch einer Übertherapie ausgeliefert hat. Übertherapie bedeutet, dass Behandlungen um ihrer selbst bzw. ihrer Abrechenbarkeit willen durchgeführt werden, nicht um des bedürftigen Menschen willen. Wir müssen nun selbst entscheiden, wann ein Ende sein soll. All das sehen wir in der Diskussion um Patientenverfügungen und assistierten Suizid überdeutlich.

Wer sich verdankt weiß, kann auch warten, weil er keinen Anspruch auf irgendetwas geltend machen kann, sondern weil das Geschenkte entgegenkommt. Das, was wir mit Liebe meinen, ist anders gar nicht denkbar.

Es ist größte spirituelle Befriedigung und Erfüllung, wenn all die Leere des Herzens sich füllen darf mit der Gewissheit des Lebens. Es gibt keine größere Last als das Gefühl, nicht so angenommen zu sein, wie man eben ist.

Gesegnet werden heißt, sich diesem Geschenk zu öffnen; verflucht zu sein, sich zu verschließen. Segnen heißt, anderen dieses Geschenk, diese unvoreingenommene Annahme, weiterzugeben und zuzusprechen.

Geschichten aus dem Alltag

Nähe zu Gott

»Es ist noch nicht so weit, haben die ›da oben‹ gesagt.« Mit diesen Worten empfängt mich die Bewohnerin eines Pflegeheims, die den Weg des freiwilligen Verzichts auf Essen und Trinken gewählt hat. Durch eine Autoimmunerkrankung körperlich schwer beeinträchtigt, in Sorge um einen weiteren Schub der

Erkrankung hatte sie für sich beschlossen, ihr Leiden abzukürzen und ihrem Leben ein Ende zu setzen. Nach etwa sechs Tagen dieses Weges des freiwilligen Verzichts änderte sich die Situation: Sie wollte plötzlich wieder leben und begann zu trinken und wenig später auch zu essen. Je näher sie dem Sterben gekommen war, umso mehr wurde ein Schmerz deutlich. Sie berichtete davon, dass sie in ganz frühen Jahren schwanger gewesen war und eine Abtreibung durchführen ließ. Dieses einschneidende Lebensereignis wurde in dieser ihrer letzten Phase des Weges zum Sterben immer präsenter, drängender und auch schmerzhafter. Es schmerzte sie tief, nie Mutter geworden zu sein. Sie berichtete von einem Partner, der zunächst sie verlassen hatte, und dann hatte sie ihn verlassen. Jetzt seien sie wieder im Kontakt, aber irgendwie hatte es zeitlich nie so harmoniert, dass sich beide ein Leben zusammen gleichzeitig vorstellen konnten. Es war ihr anzumerken, dass sie quasi körperlich diesen spirituellen Schmerz empfand, nie einen Partner gehabt zu haben.

Nun war es zwar so, dass dies alles nicht mehr nachzuholen war, sie aber doch einen Aufarbeitungsprozess anstrebte – im Leben im Hier und Jetzt diese Trauer zu durchleben und diesen Schmerz zu teilen.

Und noch etwas trieb sie um. Bevor sie die Entscheidung getroffen hatte, nichts mehr zu essen und zu trinken, hatte sie das Gespür einer großen Nähe zu Gott gehabt. Sie fühlte sich ganz bei ihm aufgehoben. Ihr Glaube und die Auseinandersetzung mit den daraus resultierenden Fragen gaben ihr Kraft und Sinn. Auch die Entscheidung, zu sterben, hatte sie mit »ihrem Gott« ausgehandelt. Sie deutete das selbst als ein Hinübergehen in ein anderes Leben – in eine noch größere Nähe zu Gott. Schmerzlich war für sie, dass sie während des Sterbefastens das Gefühl hatte, als würde ihr diese sonst so stark empfundene Nähe zu Gott verloren gehen. »Er ist nicht mehr da!«, so sagte sie bei einem der Besuche der Seelsorgerin.

(Palliative) Begleitung

Dankbar zu sein bedeutet, sich als jemand zu erleben, der Gutes getan oder dem etwas Gutes getan worden ist. Und diesem Gefühl einen Ausdruck zu verleihen heißt, Dankbarkeit zu üben. Das Tischgebet in Kindertagen war eine Form der Dankbarkeit, eben das Essen auf dem Tisch nicht für selbstverständlich zu nehmen. Diese Anerkennung kann nicht nur die persönliche Haltung verändern. Sie beeinflusst unseren Umgang mit den Dingen und den Menschen und führt zu Respekt, vielleicht auch zu Ehrfurcht.

In Kulturen, in denen man gewohnt ist, wenig zu loben und zu danken, um sich vielleicht ja nicht abhängig zu machen, kann diese Haltung nicht genug geübt werden. »Nichts gesagt ist schon gelobt genug!«

Wir Menschen brauchen die Resonanz auf unser Tun und Verhalten. Dort, wo uns dieser »Rückklang« versagt bleibt – sei es in Form eines Lobes oder einer interessierten und ehrlichen Kritik –, entwickelt sich eine (schleichende, latente) Kränkung, möglicherweise bis hin zur Verbitterung.

»Ich bin nicht gut genug, also ist auch niemand anderes gut genug!« So lautet dann manchmal die Schlussfolgerung aus einem derartigen biografischen Erleben. Ironie oder Sarkasmus sind schließlich Verhaltensmuster, mit diesen Verletzungen umzugehen. Das Eigenlob im Sinne einer angemessenen Dankbarkeit darüber, wer man geworden ist und was man kann, verkümmert dann nicht selten.

Danken heißt zuallererst, das Gute zu erkennen und es dann zu betonen, hervorzuheben, zu benennen und vielleicht sogar mit einer Geste, einem Symbol, einem Geschenk darauf zu reagieren. Diese Dankbarkeit sollte sich gegenüber der eigenen Person und Geschichte finden, aber auch gegenüber den anderen. Fulbert Steffensky (o. J.) drückt es so aus: »Das, wovon wir eigentlich leben, können wir nicht herstellen: nicht die Liebe,

nicht die Freundschaft, nicht die Vergebung, nicht die eigene
Ganzheit und Unversehrtheit. Man kann sich nicht selbst beab-
sichtigen, ohne sich zu verfehlen.«

Steffensky, der ehemalige Mönch, der später die große evan-
gelische Theologin Dorothee Sölle geheiratet hat, meint (Steffensky, o. J.):

»Der Dank lehrt uns, das Leben zu lieben. Ich erzähle eine persönliche Geschichte. Ich habe den dramatischen Zusammen-
bruch meiner Frau zehn Jahre vor ihrem Tod erwähnt. Wir haben
Wochen um ihr Leben gebangt. Dann erholte sie sich, langsam
und vollständig. Sie und wir haben gelernt, dass das Leben Frist
ist. Und dies gab unserem Leben eine neue Intensität. Wir lern-
ten die Selbstverständlichkeiten des Lebens als große Gaben zu
schätzen. Dass ein neuer Morgen kam, war nicht mehr selbstverständlich, das Lachen unserer Enkel und dass wir zusammen weiterleben durften, waren nicht mehr selbstverständlich. Der Alltag
hatte einen neuen Glanz. Wir haben die Bäume anders gesehen,
wir haben unsere Liebe intensiver erfahren, wir haben gelernt,
was Brot und was Zeit ist. Wir haben die Gaben des Lebens als
uns ungeschuldete und als unverdienbare kennengelernt. Die
Dankbarkeit ist wie eine neue Schöpfung der Dinge. Und auch
der nach zehn Jahren erfolgte Tod meiner Frau hat diese Dankbarkeit nicht durchstreichen können. Wer weiß, dass er sich verdankt, ist des Lebens fähig, vielleicht auch des Sterbens.«

Es beeindruckt uns, wenn Steffensky schließlich meint, nur der
Dankbare könne wirklich sterben![11]

---

11 Ein weiterer Zeitgenosse, der viel dazu beitragen kann, ist der österrei-
    chischer Benediktinermönch David Steindl-Rast (*1926). Er ist Teil eines
    weltumgreifenden Projekts »Gratefulness« (Steindl-Rast, 1995).

2.5 Zusammenhang-los versus Verbundenheit erleben: Verbindungen suchen und herstellen

Dimension des Schmerzes

Der soziale Schmerz, von einem geliebten Menschen Abschied nehmen zu müssen, reicht immer tief. Der Begriff »mutterseelen-allein« ist wohl ein Hinweis darauf, dass mit dem Verlust der Eltern und insbesondere der Mutter eine tiefe Erschütterung und Krise spiritueller Natur einhergeht – zumindest in aller Regel. Die Nabelschnur liegt zwischen Mutter und Kind wohl ein Leben lang – und über den Tod hinaus, auch wenn Beziehungen zu Mutter und Vater sicherlich ganz unterschiedliche Qualitäten haben können. Wie meinten es die ersten Existenzialisten des 20. Jahrhunderts, als sie vom Gefühl sprachen, »ins Leben geworfen« zu sein? Geworfen, ohne Halt, ohne Nabelschnur sozusagen. Ein Gefühl, schutz- und wehrlos ausgeliefert zu sein, geht damit einher. Ungebunden, ungehalten, also frei: Das meinten viele.

Keinen Zusammenhang zu spüren, keinen Anhaltspunkt zu erkennen, keine Heimat zu finden: Dieses Empfinden ist natürlich eng mit allen anderen Dimensionen spirituellen Schmerzes verwoben. Erfahrungen, in denen sich jeder Halt zu verlieren scheint, in denen sich tiefe Einsamkeit einstellt, unterbrechen sozusagen den Lebensstrom. Sie stellen Erfahrungen infrage, in denen sich Menschen in ihren Lebensbezügen geborgen wissen. Gott habe alle Haare auf unseren Köpfen bereits gezählt, meint der biblische Psalmist, ja, habe alles schon gedacht, bevor es überhaupt in Erscheinung trete!

Aber ein solches Gottesbild eines allweisen, allmächtigen und allwissenden transzendenten Gegenübers weckt nicht nur Gefühle der Sicherheit und des Vertrauens. Der sich nach Freiheit sehnende Mensch möchte dagegen revoltieren, möchte sein Leben selbst gestalten, möchte die Verbindungen selbst knüpfen und nicht bereits »vergeben« und »vorherbestimmt« sein. Und dennoch ist eine tiefe Sehnsucht im Menschen, sich geborgen und gehalten zu wissen. Nach einer Kraft, die stärkt, aber nicht einengt.

Mir (D. B.) fällt das Bild ein, wie mein Mann unsere Tochter bei ihren ersten Radfahrversuchen gestützt und gehalten hat. Es begann damit, dass er das Fahrrad am Sattel hielt, dann die Hand immer öfter gelöst hat, bis er schließlich frei neben der Rad fahrenden Tochter herlief, um bei Bedarf schnell zur Stelle zu sein und Halt geben zu können. Die Tochter nutzte diese Freiheit und bald fuhr sie allein – in der Gewissheit, grundsätzlich beim Vater und auch bei der Mutter einen Halt zu finden.

»Alleinsein und dann allein gelassen werden wollen, keine Freunde haben und dann den Menschen misstrauen und sie verachten, die anderen vergessen und dann vergessen werden, für niemanden da sein und von niemandem gebraucht werden, um niemanden Angst haben und nicht wollen, dass einer sich Sorgen um einen macht [...]: der schreckliche Tod« (Sölle in Kaldewey u. Niehl, 1994, S. 65).

Dorothee Sölle beschreibt diesen Schmerz schonungslos: »Schrecklich!« Sie redet sicherlich mehr über den Schrecken des Lebens und Sterbens überhaupt, den Prozess nämlich, wie wir Menschen voneinander und von diesem sozialen Miteinander Abschied nehmen (können) und wovor wir tatsächlich Angst haben (sollten).

Es macht unser Leben und Sterben menschlich und würdevoll, wenn wir den Wert dieser Angst umeinander annehmen und respektieren. Nicht ein Sterben ohne Angst ist das Ziel, sondern ein Sterben ohne Sorgen. Das andere würde uns ent-menschlichen. Bei aller Verantwortung für Patientenverfügungen und andere Vorsorgemaßnahmen, die sicherlich wichtig sind, scheint es uns elementar zu sein, auch das Unwägbare und Unbestimmbare vertrauensvoll stehen zu lassen – und zu vertrauen.

Letztlich ist der Höhepunkt mystischer Erfahrung ein Augenblick, in dem wir zu spüren vermögen, dass alles eins ist, dass wir verbunden sind mit allem und jedem. Die christlich-katholische Vorstellung von der »Kommunion« deutet in diese Richtung. Sich das Göttliche »einzuverleiben« ist natürlich eine unvorstellbare Vorstellung. Im reformatorischen Verständnis des Abendmahls lebt die Vorstellung von der Teilhabe an Sterben und Auferstehung Jesu. Die Teilnahme am Abendmahl und die Erfahrung von Gemeinschaft und Zugehörigkeit lässt die Kraft Gottes mitten unter den Menschen lebendig werden.

Angst vor dem Sterben zu haben, damit meinen wir häufig eine Angst vor körperlichem Leiden, das geprägt ist von Belastungen wie Atemnot, Übelkeit, Erbrechen, Schmerzen. Vor allem eine Sorge, körperlich abhängig zu sein von Hilfe, auf jeden Handgriff angewiesen zu sein, gewaschen, saubergemacht, getragen und geschoben werden zu müssen. Das trifft uns als sehr verletzliche Wesen in unserem Erleben von Würde und unserer Bewertung, was lebenslohnend und lebenswert ist.

So, wie es eine an Demenz erkrankte Bewohnerin eines Pflegeheims aus einem beschützenden Bereich selbst beschreibt: »Alles verändert sich und wir selber uns am meisten. Nein, ich meine nicht die Haut, deren Falten uns von der schwächer werdenden Sehkraft unserer Augen eine Weile gnädig verborgen bleiben. Nein, ich meine das Wesen das eigene Ich. Es ist zuweilen so, dass mir dieses Ich vollkommen fremd vorkommt, es entspricht mit keinen Gedanken meiner Vorstellung. Ich möchte es vergessen, heimlich stehen lassen wie einen unbrauchbaren, löchrigen Schirm. Aber nichts da, dieses klebrige, zähe Ich bleibt mir erhalten. Es taucht immer dann auf, wenn ich es schon vergessen habe.«

Geschichten aus dem Alltag

Einsam und verlassen

Herr N., an Demenz erkrankt, seit wenigen Tagen erst ist er in der Pflegeeinrichtung, im sogenannten beschützenden Bereich. Die Ehefrau hatte sich in Sorge und Pflege aufgerieben und war nun selbst so geschwächt, dass die Situation zu Hause nicht mehr verantwortbar war. Herr N. findet sich mit der neuen Situation nicht zurecht. Er merkt genau, dass er in dem beschützenden Bereich nicht »auskommt«. Er zieht sich in sein Zimmer zurück, macht die Rollläden zu, das Licht aus und legt sich ins Bett. Er will nicht mehr. Auch die Besuche seiner Frau, der Kinder und die Pflege lehnt er ab. Er hat genug vom Leben. Er »will« sich einsam und verlassen fühlen, im Stich gelassen fühlen – so scheint es zumindest. Er bricht die Beziehungen ab. Auf neue, im Pflegeheim mögliche Beziehungen lässt er sich nicht mehr ein. Ist es das Gefühl, nicht mehr dazuzugehören? Oder verhält er sich so, weil er sich von seiner Familie im Stich gelassen und vergessen fühlt? Ist es ein Vorwurf? – »Warum habt ihr mich verlassen?« Vielleicht liegt dies auch daran, dass er sich nicht mehr kognitiv erklären und erfassen kann, dass er sich bereits von sich selbst entfernt hat und auch von denen, die zu ihm gehören. Sohn und Tochter hatte er auch schon zu Hause nicht mehr erkannt, nur noch die Ehefrau. Er hat sich selbst verloren, vermutet das Pflegeteam. Und sie halten es zusammen mit ihm aus, dass er sich in sein Zimmer zurückzieht, die Vorhänge verdunkelt und auch kein Licht haben möchte. Sie schauen immer wieder nach ihm – bieten ihm Gesellschaft und sowohl Nahrung als auch seelische Zuwendung an, lassen aber ganz seine Wünsche zu, die mehr und mehr seinen inneren Rückzug signalisieren. Wenige Tage später verstirbt er.

Zusammenhang

Ein 19-jähriger junger Mann leistet sein freiwilliges soziales Jahr im Hospiz. Über zwölf Monate erlebt er das Leben und Sterben auf der Station mit 16 Zimmern mit. Er erzählt: »Ich bin im Hospizbetrieb involviert mit hauswirtschaftlichen Aufgaben im weitesten Sinne und komme durch Hilfstätigkeiten sehr viel in Kontakt mit Bewohnern, indem ich das Frühstück herrichte oder mich um die Pflegeartikel im Zimmer kümmere. Ich komme manchmal kürzer, manchmal länger mit den Bewohnern und auch Angehörigen ins Gespräch. Mir fällt auf, dass es für viele so eine emotionale Grenzerfahrung ist, dass eine große Ehrlichkeit und Offenheit hier herrscht. Ein Angehöriger, der gerade weinen muss, der dreht sich nicht weg, wenn ich reinkomme. Ich sehe das und gehe darauf ein. Und irgendwie wissen hier viele, es ist okay, so wie es ist. Und deswegen nehme ich das als gar nicht so belastend wahr. Es ist ein Raum, wo Gemeinschaft entsteht. Ich werde eigentlich immer zuerst gefragt: ›Wie halten Sie das denn hier aus?‹ Das finde ich ganz interessant, dass Leute, die selbst in dieser Situation sind, mich das fragen. Ich sage, ich muss das nicht aushalten, weil ich das gerne mache. Es geht eigentlich auch gar nicht um etwas negativ Belastendes. Diese Meinung ist in mir mit der Zeit gewachsen. Ich freue mich, wenn ich irgendwie eine Freude machen kann. Natürlich sind es schon Fragen an mich als jungen Menschen. Es gibt zunächst zwar viel Verwunderung, dann mit den Tagen, in denen ich die Leute dann kennenlerne, auch viel Bereicherung. Also, wenn die Enkel nicht so oft kommen, dann bin ich eben der Enkel.«

Demenz und Sterben

Manchmal entsteht eine ganz unruhige Situation beim Bewohner, bei den Angehörigen und beim Team, wenn es ums Sterben geht. Ob das für die Bewohner:innen ein Rahmen ist, wo sie ruhig sterben können? Manchmal ist es dann gut, wenn sich jemand mit Ruhe ans Bett setzt, weil dann der Bewohner, aber auch das ganze System um ihn herum zur Ruhe kommen können. Gott sei Dank haben wir ehrenamtliche Hospizbegleiter:innen, die die Pflege entlasten können. Jemand ist da! Ich erlebe das Sterben im Heim von den Rahmenbedingungen her tatsächlich manchmal als schwer. Nicht alle Hausärzte können eine angemessene Schmerztherapie leisten. Und das wäre doch das A und O! Gerade für die alten Menschen, denen beim Lagern und auch sonst alles wehtut.

Oft gelingt es aber, gute Situationen und Geborgenheit herzustellen. Manchmal ist es das aus Kindertagen vertraute Nest im Bett, das dabei hilft, Ruhe zu finden. Das Nest hilft, eine Verbindung zu sich, die längst verloren scheint, herzustellen.

Immer häufiger beobachten wir bei den Menschen, die an Demenz erkrankt sind, dass sie kurze Zeit, bevor sie in die Terminalphase kommen, unruhig und ruhelos, manchmal auch aggressiv werden. Die Angst im bzw. vor dem Sterben scheint sich auf diese Weise Luft und Aufmerksamkeit zu verschaffen. Vielleicht ist es diese letzte Phase, in der sich Menschen selbst zu verlieren scheinen, die diese Verhaltensweisen auslöst. Von außen betrachtet erscheint dieses wie aus dem Nichts auftretende aggressive Verhalten oft ohne jeden Zusammenhang, schwer erklärbar. Vielleicht transportiert es diesen großen Schmerz, sich nicht verbunden mit sich selbst und der Umwelt zu erleben? Auf der anderen Seite ist es manchmal schon verblüffend, dass Menschen mit Demenz gegen Ende noch einmal richtig wach werden können. Sie erkennen am Ende ihres Weges plötzlich noch mal ihre Angehörigen, die sie schon lange nicht mehr erkannt hatten, bedanken sich oder sagen endlich die Worte, die vielleicht lange hätten gesagt werden müssen bzw. lange erwartet wurden. Es ereignen sich Dinge, bei denen sich das Gefühl einstellt, als ob sich in diesem Übergang zwei Welten begegneten. Und der sterbende Mensch mit Demenz, der zusammenhanglos erlebt wurde, sorgt selbst dafür, dass Verbindungen wieder entstehen und gewürdigt werden.

Im Pflegeheim gibt es viele Menschen, die ganz ruhig einschlafen und nicht mehr aufwachen. Dann sagt man auch dort bei einer über Hundertjährigen: »Plötzlich und unerwartet verstorben!« Auf der anderen Seite gibt es Bewohner:innen, über Monate bettlägerig und hoch pflegebedürftig, die schließlich so langsam, als würden sie sich auf eine große Reise machen, Schritt für Schritt diese Welt verlassen. Zwischendurch »tauchen« sie auf, sind kurz präsent, leben aber schon mehr »da drüben«.

(Palliative) Begleitung

Der Mensch ist ein »soziales Tier«, ein Wesen, das ohne andere schwerlich sein kann. Es gehört sicherlich zum größten Schmerz des Menschen überhaupt, sich verlassen und alleingelassen zu fühlen. Soziale Verstrickungen können unser Leben bis zum letzten Atemzug belasten – ebenso, wie Beziehungserfahrungen uns beglücken können! Dieser soziale Schmerz ist niemals ohne spirituelle Tiefenschichten.

In der ambulanten Hospizarbeit geht es vor allem um eine Haltung den Menschen und Lebenswelten gegenüber, denen Helfende in einer Unmittelbarkeit begegnen, wie es im stationären Ambiente manchmal schwer vorstellbar scheint. Es bedarf einer Kultur, sich authentisch und respektvoll in der Lebenswelt von zunächst fremden Menschen zu bewegen, sich nicht zu entziehen, aber auch nicht aufzudrängen, sich einzumischen, aber nicht einzudringen und überzustülpen, dort zu ermutigen und Brücken zu bauen, wo sich Menschen in ihrem Zutrauen, Glauben und Hoffen in einer höchst sensiblen Phase befinden: vor allem aber, da zu sein und auszuhalten.

Im Kontext der Mitarbeitenden einer Pflegeeinrichtung ist spirituelle Begleitung das, was über die rein technische und funktionale Leistung von Pflege hinausgeht, nämlich die Bereitschaft, zum Gegenüber eine Beziehung aufzunehmen, sich zuzuwenden, Aufmerksamkeit und Achtsamkeit zu schenken und dem alten und pflegebedürftigen Menschen ein Ansehen zurückzugeben, ein aufmerksames Ohr, eine freundliche Berührung. Das kann ein wesentlicher Beitrag zur Heilung des in diesem Abschnitt angesprochenen spirituellen Schmerzes sein.

»Sie wissen es selbst nicht, wie viel sie in ihren leeren Händen tragen«, sagte die polnische Lyrikerin und Literaturnobelpreisträgerin (1996) Wislawa Szymborska[12] einmal. Diesen Satz möchten wir den Menschen zuschreiben, die in Verbundenheit miteinander auf den Tod zugehen. Er bringt so einfach zum Ausdruck, was in Pflege und Begleitung essenziell ist: Wir sind gemeinsam Suchende, wir wissen nicht mehr, wir gehören zusammen und – wie es Cicely Saunders (1976) so schön ausgedrückt hat: Du bist für uns und für mich wichtig! Nicht nur in einer Großstadt können es Betroffene oft gar nicht glauben, dass da jemand freiwillig und ohne Bezahlung zu ihnen kommt, um sich Zeit für sie zu nehmen. Diese Solidarität am Ende des Lebens ist ganz sicher tröstlich, auch wenn viele sich schwertun, dieses Geschenk anzunehmen.

Eine 35-jährige Frau mit einem Tumor in der Bauchgegend klagt über Schmerzen am ganzen Körper. Die aufmerksame Ärztin fragt genau nach, wo und wie sich der Schmerz anfühlt. Sie hat dann die gute Idee, eine Physiotherapeutin hinzuzuziehen. Die Patientin ist froh über das Angebot und erhofft sich Linderung für die Schmerzen, die aufgrund des Liegens und der mangelnden Beweglichkeit entstanden sind. Als die Physiotherapeutin kommt und sich ihr zuwendet, entwickelt sich ein Gespräch, das über die körperliche Berührung hinaus zu einer seelischen Berührung führt. Es gelingt ihr mithilfe der Physiotherapeutin,

---

12 https://de.wikipedia.org/wiki/Wis%C5%82awa_Szymborska (01.10.2022).

aufzustehen. Ein Moment des Erlebens eigener Kraft trotz aller Gebrechlichkeit und Unsicherheit, die die Erkrankung mit sich bringt. In der Begegnung mit der Physiotherapeutin wird es dann auch möglich, darüber zu sprechen, wie sehr sie die Kinder vermisst, diese aber nicht verschrecken möchte. Dass sie als Mutter nun so »schwächelt«, macht ihr etwas aus. Sie möchte nicht, dass die Kinder sie so erleben, und gleichzeitig fehlen sie ihr. Im Laufe des Gesprächs und mit viel verstehendem Nachfragen kann sich dann für die Mutter eine Lösung entwickeln, wie sie die Kinder dennoch sehen kann – und was es braucht, um sich selbst dabei so zu fühlen, dass sie sich den Kindern wirklich zumuten kann, ohne sich zu schämen. Für eine kurze Zeit ist sie durch die Hoffnung beseelt und gewinnt einen Schritt im Zurechtkommen mit dieser Erkrankung.

Eine wunderschöne Geschichte schildert wiederum Steffensky (o. J.): »Auf dem Friedhof vor dem Grab meiner Frau steht eine Bank. Seit drei Jahren sitze ich dort fast täglich und erinnere mich der verlorenen Liebe. Ja, in den ersten zwei Jahren nach ihrem Tod war es eine Marterbank. Es war keine Sonne zu sehen und das Leben schien eingefroren. Die Bank vor dem Grab war meine heimatlose Heimat. Und dann kam der Tag, an dem ich zum ersten Mal wieder eine Vogelstimme durch die Trauer hörte. Es kam der Tag, an dem ich zum ersten Mal wieder die ersten Frühlingsblätter der Birke sah, die in der Nähe des Grabes steht, und ich vergaß, dass ich am Grab meiner Frau saß. Ich erschrak über die ersten Lichtblicke, die die wilde Trauer dämpften. Wo ich den geliebten Menschen nicht mehr hatte, wollte ich wenigstens die Trauer als ihren Schatten haben. Es ist wohl wie eine zweite Beerdigung, wenn die Trauer milder wird. Es ist nicht leicht, die Trauer gehen zu lassen, wie es schwer war, die Geliebte gehen zu lassen. Es ist nicht leicht, die Rufe eines neuen Lebens zu hören und ihnen zu folgen. Es ist nicht leicht, zu erfahren, dass man wie in allen Dingen so auch in der Trauer ein endlicher Mensch ist. Noch immer gehe ich an jene Stelle, noch immer sitze ich auf jener Bank. Die Trauer ist zu Wehmut geworden. Ich bin ein anderer geworden. Die Wunden sind zu Narben geworden. Narben schmerzen oft, aber nicht immer. Man muss es aufgeben, unendlich zu sein, auch unendlich in der Trauer.«

Die Verbundenheit über den Tod hinaus verwandelt sich im Sitzen und Sein in der Natur in eine bleibende Narbe.

Auf der Intensivstation lag eine Patientin im Alter von 36 Jahren. Der Krankheitsverlauf deutete darauf hin, dass sie sich in der Endphase des Lebens befand. Dennoch wurde sie an Maschinen angeschlossen und damit dieser Prozess des Sterbens unterbrochen. Ihr Körper spiegelte das Sein an der Grenze am Übergang in eine andere Welt. Als ich (D. B.) mich ihr näherte, wirkte sie – von der rechten Bettseite kommend – wie eine bereits Achtzigjährige. Ich äußerte meinen Eindruck laut, obwohl sie im Koma lag und daher nicht offensichtlich reagierte. Auf dem EKG jedoch verlangsamte sich der Herzschlag. Sie wurde ruhiger. Von der linken Seite herkommend trat ich an ihr Bett und sah eine ganz andere Frau: glatte Haut, fast jugendlich! Einem Impuls folgend streichelte ich ihr über die Wange. Die angespannte Gesichtsmuskulatur entspannte sich. Ob sie wohl Kinder hatte? Streichelte sie ihren Kindern auch so über die Wangen? Laut formulierte ich meine Gedanken. Weitere Entspannung wurde sichtbar. Sowohl über die »Überwachungsgeräte« der Intensivstation als auch im ganzen Gesicht und Körper dieser Frau konnte ich die Reaktion spüren. Es war mir natürlich nicht zugänglich, was sie auf der anderen Seite wirklich erlebte. Aber die Berührung und auch meine Präsenz schienen ihr Ruhe zu verschaffen. Mit dem Hinweis, solche Berührungen würden sicherlich auch die eigenen Kinder in Erinnerung behalten, beendete ich meinen kurzen Besuch und ging. Im Nachgang habe ich erfahren, dass sie tatsächlich eine Tochter hatte – und es ihre ganze Sorge gewesen war, diese mit ihrem Sterben allein lassen zu müssen.

»Connectedness« im Sinne von Verbundenheitsgefühl ist also ein ganz wesentlicher Aspekt von Lebensqualität, ja auch von Resilienz. Aaron Antonovsky (1997) hat dazu intensive Forschung betrieben. Sein Ergebnis war, dass Menschen, die einen entsprechenden »Sinn für Zusammenhänge bzw. Zusammengehörigkeit« in ihrem Leben entwickeln konnten, auch vor heftigsten Erschütterungen und Traumata gefeit waren. Sie waren in der Lage, schreckliche Erfahrungen relativ gut zu verarbeiten.

2.6 Transzendenz-los versus Transzendenz erschließen: Sich verankern jenseits von Raum und Zeit

Dimension des Schmerzes

In einer Gesellschaft, die meint, auf Religion mehr und mehr verzichten zu müssen und zu können, werden wir Schmerz spüren, weil Menschen dann nicht mehr über sich hinausdenken und -fühlen können. Transzendenzerfahrungen können zu Veränderungen des Ich-Bewusstseins führen und entziehen sich den uns bekannten und kontrollierbaren Kategorien von Raum und Zeit, Verstand und Logik. Die Mystiker:innen aller Religionen würden letztlich darin übereinstimmen, alle naturwissenschaftlich nachgewiesenen Gesetze zurückzulassen und sich einem Geheimnis anzuvertrauen, das das alles übersteigt, dem All-Einen, dem Nichts, der dunklen Nacht der Sinne, der Weltseele oder alles erleuchtenden Wolke des Nichtwissens.

Freilich ist die gesellschaftliche Abkehr von Religion und Kirche verständlich und wird von einer evidenzbasierten Wissenschaftlichkeit getragen. Dort, wo Religionsgemeinschaften nicht nur vereinzelt, sondern im großen Stil ihre Macht und Autorität missbrauchen und ihre »Gläubigen« bevormunden und kleinhalten, wurde und wird deren Macht mit Recht zurückgedrängt. Wahre Religion »weiht« den Gläubigen zum Träger und zur Trägerin von Wahrheit, Heiligkeit, ja, zur Vermittlung aller Gnade. Sie unterstützt den Menschen darin, die eigene Spiritualität zu praktizieren und das, was sie trägt und hält, zu pflegen. Damit entsteht über den Einzelnen hinaus eine Verbundenheit in der Gemeinschaft. Die Gestalttherapie benennt dies nach Aristoteles so: Das Ganze ist mehr als die Summe der einzelnen Teile.[13]

Die christliche Theologie geht davon aus, dass es sich bei den großen drei Tugenden Glaube, Hoffnung und Liebe (vgl. 1 Korinther 13: Das hohe Lied der Liebe) um »göttliche Tugenden« handelt, um Geschenke, die jedem im Akt der Taufe und Initiation mitgegeben werden, ob sie oder er sie nutzt oder nicht. Glaube, nehmen wir Jesu eigenes Wort ernst, kann Berge versetzen, Hoffnung vermag dort festzuhalten, wo niemand es für möglich hält, und die Liebe ist gar stärker als der Tod. Diese Sprüche sind keine exklusiv christlichen. Sie sind Wahrheiten quer über den Globus und die Religionen hinweg. In unseren

---

13 Vgl. bei Wikipedia: »Grundsätzlich verneinen Gestaltpsychologie und die Gestalttherapie die Wirklichkeit von vereinzelten Sinnesqualitäten, die isoliert als Einzelelemente wahrgenommen werden. Die Einzelelemente werden in der Wahrnehmung als möglichst sinnvolle Ganzheiten, ›Gestalten‹ verbunden. Wahrnehmung, soziales Leben und Eigenexistenz sind immer Ausdruck einer komplexen Sinngebung. Das ›Ganze‹ ist mehr bzw. anders als die Summe seiner Einzelelemente. In diesem Punkt besteht die größte Differenz der Gestalttherapie zu den empiristisch fundierten Therapien. Dieser Punkt kann als der eigentliche Paradigmenwechsel benannt werden« (https://de.wikipedia.org/wiki/Gestalttherapie#:~:text=Die%20 Gestalttherapie%20ist%20eine%20humanistische,Kritik%20und%20 Abgrenzung%20zu%20ihr – 17.10.2022).

Kursen zu Spiritualität wird diese Vielfalt oft deutlich. Letztend-
lich ist es nicht so wichtig, wie wir das nennen, was uns trägt
und hält und uns in der Liebe hält. Verbindend bleibt die Sehnsucht und Suche danach.

Glaube hat mit mangelndem Wissen nichts zu tun. Glaube ist
eine Kraft auf einer anderen, nicht rein kognitiven Ebene. Diese
Kraft sprengt rein immanente, natürlich erklärbare Phänomene.
Interreligiös können diese Erfahrungen alles Vorstellbare hinter sich lassen und bis in die Verzückung einer Ekstase führen.
Transzendenz bedeutet, sich selbst und diese erfahrbare Welt
zu übersteigen, die Grenzen zu überwinden. Bei dem Logo-
therapeuten und Existenzphilosophen Viktor Frankl spielt die
Selbsttranszendenz als Distanzierungsmöglichkeit von dieser
begrenzten Welt eine große Rolle. Selbsttranszendenz umfasst
schließlich die Betrachtung der eigenen Person aus einer ganzheitlichen, raum- und zeitlosen Perspektive und ist damit eine
wesentliche Voraussetzung für Spiritualität überhaupt. Damit
lässt sich eine Selbstüberwindung verbinden, die wie kaum
etwas anderes zu Gefühlen des Friedens, des Glücks, der Hoffnung und schließlich der Liebe führen kann.

Bei dem in diesem Abschnitt angesprochenen spirituellen
Schmerz geht es auch um den Verlust, über das rein Faktische,
das Greifbare hinauszugehen und hinauszuspüren. Wer nicht
mehr spüren kann, dass in bestimmten Augenblicken tatsächlich das Wunderbare geschieht, das, was sich nicht manipu-
lieren und machen lässt, was einer und einem widerfährt, wo
einem Engel erscheinen und Kräfte, die einen schweben lassen,
die einen beflügeln und orientieren – wer weiß schon, woher
und wohin? –, der erleidet einen schweren Verlust, einen spirituellen Schmerz.

Schnell wird in diesem Zusammenhang von Illusionen, von
deliranten Zuständen oder gar Wahnvorstellungen gesprochen.
Atheistische Denker des 19. und 20. Jahrhunderts sprachen

anlässlich der Massenverelendung der Arbeiterschaft bald und wohl zu Recht von Religion als »Opium des Volkes«, die dazu benutzt werde, um ausgebeutete Menschen ruhigzustellen. Die Leidensfähigkeit der Menschen hält immerhin Machtstrukturen und Ausbeutung am Leben!

Gerade im letzten Lebensprozess des Sterbens, den die einen »Exit«, die anderen aber als »Transit« bezeichnen, scheiden sich sozusagen die Geister. Geht es tatsächlich um einen Übergang, der den Tod nur als einen Horizont begreifen lässt, nicht als das absolute Ende? Viele werden sich heute Letzterem anschließen – der »ewige Ruhe« vermögen gehetzte Menschen doch einiges abzugewinnen.

Die Fixierung auf die eigene Existenz und das individuelle Dasein hat fatale Folgen, weil es eine haltende Verbindung und Kommunikation kappen kann. Das, was Menschen trägt und hält, ist häufig das, was unsere Immanenz übersteigt, was sich unserer Erklärung entzieht. Glaube, Hoffnung und Liebe, diese drei menschlichen Fähigkeiten und Potenziale sind nicht zuletzt in Krisen von größter Bedeutung. Sie können es zumindest sein!

Diese Bindung über den Einzelnen hinaus, der womöglich ekstatische Schritt über das Erklärbare hinaus, ist eine »re-ligio«, eine Rückbindung, die immer auch ein Risiko beinhaltet. Es geht um Vertrauen in eine göttliche Kraft, die menschliches Wissen und Sicherheit übersteigt. Wer seine Augen nicht verschließt, sieht in aller Welt wunderbare Zeugnisse der menschlichen Kraft des Glaubens, der Hoffnung und der Liebe. Großartige Bau- und Kunstwerke sind die besten Zeugen.

Geschichten aus dem Alltag

Ins Nichts stürzen?

Michael Clausing erzählt von einer Begegnung im stationären Hospiz, wo er sich ehrenamtlich engagierte: »Wie begegnet man einer Frau, die der Krebs mit all seinen Metastasen ans Bett gefesselt hat und die erzählt, dass sie vier Kindern das Leben geschenkt hat, aber nur zwei von ihnen noch leben?

Eines der Kinder ist im Alter von zwei Jahren gestorben und das andere später mit 18 Jahren tödlich verunglückt. Sie erzählt, dass bis zum heutigen Tag ihr erster und ihr letzter Gedanke eines jeden Tages ihren beiden verstorbenen Kindern gelte. Getröstet hat sie – eine gläubige Frau – damals der Pfarrer. Er brachte seinen Glauben zum Ausdruck, dass ihre Kinder bei Gott seien und sie sie eines Tages nach ihrem Tod wiedersehen würde. Jetzt, wo es so weit ist, nagen Zweifel an dem, was ihr ein Leben lang Halt gegeben hat. Sie hat Angst, panische Angst, dass die Worte des Pfarrers leere Worte seien und sie ins Nichts stürze – ohne ihre Kinder wiederzusehen. Sollte sich ihre Hoffnung, ihr Glaube als Lug und Trug herausstellen? Auf diese Frage gab es keine Antwort. Es galt, sie mit ihr auszuhalten.«

Ein kleiner Satz mit großer Wirkung

Eine Pflegerin berichtet vom Versterben ihrer Mutter. Ihr Verhältnis war nie besonders gut gewesen, zu beiden Töchtern nicht. Auch die beiden Schwestern pflegten bis zum Versterben der Mutter nicht mehr viel Kontakt. Trotzdem kümmerte sich die Pflegerin intensiv um die Mutter. Da zunächst ein längerer Sterbeprozess zu erwarten war, prüfte sie die Möglichkeit der Aufnahme in eine Pflegeeinrichtung, außerdem auf eine Palliativstation oder in ein Hospiz.

Als alles formal geregelt war, kam die Zeit und Möglichkeit für Gespräche miteinander. Es wurde nicht viel geredet, aber Wesentliches gesagt.»Dass meine Mutter zugegeben hat: ›Ich glaube, ich habe vieles falsch gemacht bei dir und deiner Schwester‹ – das hat mich getröstet und versöhnt und da konnte ich dann auch zu ihr sagen: ›Es ist okay.‹ Und dabei habe ich gespürt, dass sich etwas verändert in meinem Fühlen. Es war wie eine kleine Befreiung. Versöhnen eben! Und irgendwie ist jetzt auch das Verhältnis zu meiner Schwester anders. Weil wir das miteinander erlebt haben, sind wir wieder mehr in Kontakt und aufeinander bezogen.«

Hoffnung und Versöhnung entstehen dort, wo die Beziehungen derer, die am Leben bleiben, wieder neu verbunden werden. Oft durch diejenigen, die sterben. Nicht selten entsteht am Sterbebett wieder Kontakt zwischen Geschwistern, die lange nicht mehr aufeinander bezogen waren. Natürlich können tiefe Gräben auch dort entstehen, wo eine Klärung durch den Sterbenden ausbleibt oder nicht möglich ist. Keinesfalls können wir derartige Prozesse machen oder herstellen – lediglich begleiten.

(Palliative) Begleitung

»Jede spirituelle Erfahrung ist ur-eigen, in der Tiefe der Seele geboren und kommt zugleich wie von außerhalb dem Menschen zu. Spirituelle Erfahrungen sind gerade insofern Heilserfahrungen, als hier ein Absolutes – ein Gegenüber im weitesten Sinne verstanden – mitwirkt und vom Ich als etwas Tragendes, Letztgültiges, alle Verlorenheit nochmals Umfangendes erfahren wird« (Renz, 2006, S. 53).

Eine Begleitung in diesem Bereich kann durch Gebet, durch Rituale, die insbesondere Übergänge gestalten und Halt vermitteln können, oder auch durch sakramentale Akte gestaltet werden.

Das Wissen um und der Wunsch nach christlichen Ritualen und Sakramenten treten immer mehr in den Hintergrund. Und gleichzeitig erleben wir, wie sich Teams nach Ritualen sehnen. Und auch die Angehörigen sind froh, wenn das Abschiednehmen in einen festen Rahmen und Ablauf gefasst ist. In der evangelischen Kirche gibt es den sogenannten Valet-Segen[14], der Menschen auf ihrem letzten Weg zugesprochen wird. Entweder am Bett des Verstorbenen oder am Bett des Sterbenden. Er setzt die Menschen zu einer größeren Gemeinschaft in Beziehung, die über den Tod hinaus existiert. Er verweist auf unsere Existenz als Geschöpf Gottes und sagt Begleitung zu:

»Es segne dich Gott, der Vater, der dich nach seinem Ebenbild geschaffen hat.
Es segne dich Gott, der Sohn, der dich durch sein Leiden und Sterben erlöst hat.
Es segne dich Gott, der Heilige Geist, der dich geheiligt hat.
Der dreieinige Gott sei dir gnädig und schenke dir das ewige Leben. Amen.«

Segnen – gute Wünsche mitgeben –, das stärkt, ermutigt und baut Brücken über den Tod hinaus. Ganz einfache freundliche Worte, die dem anderen ein gutes Geschick wünschen, vermögen in schwierigen Augenblicken ein Geländer anzubieten. Um jemanden zu wissen, der einen mit guten Wünschen bedenkt, das tut gut. Diese Zusage schafft Verbindung und gibt Halt auf schweren Wegen – eben auch vor und beim Sterben.

Eine Vernetzung mit Kirchen und Religionsgemeinschaften ist sinnvoll und nützlich, da es auch um offizielle Beauftragungen gehen kann. Dort, wo jemand an die Mittlerkraft des Priesters beim Spenden des Sakraments der Beichte oder auch beim Zuspruch der Vergebung in der Feier des evangelischen Abendmahls glauben kann, kann dies eine große Kraft der Vergebung und Versöhnung entwickeln.

---

14 https://www.elk-wue.de/fileadmin/Downloads/Glauben/Feiern/Bestattungsagende/Gottesdienstbuch_Bestattung_S._19-32_Abschiedssegen.pdf (13.10.2022).

Immer wieder erleben wir Situationen, die auch das folgende Beispiel aus dem ambulanten Bereich verdeutlicht. Ein wiederverheirateter Geschiedener wollte angesichts des Todes und der Beerdigung unbedingt wieder in die Kirche aufgenommen werden. Natürlich musste dazu der vor Ort zuständige Seelsorger der katholischen Pfarrei geholt werden. Da der Patient aber partout nichts mit dieser Pfarrei zu tun haben wollte, waren wir dankbar, einen Priester zu finden, der sensibel auf den Mann zugehen konnte.

Es bleibt aber auch hier wichtig, im Blick zu behalten, dass es nicht nur die religiös geprägten Rituale sind, die hier unterstützen. Alles, was hilft, einen Rahmen zu bilden, sich der verbindenden Kraft zu versichern, unterstützt bei diesem Schritt der Versöhnung. Manchmal sind dies Erinnerungen an gemeinsam Erlebtes, die Dankbarkeit für gemeinsam erlebte Zeit, aber auch das achtsame Auffangen und Zum-Ausdruck-Bringen des Schmerzes über den Verlust gelebten Lebens.

Uns hat immer schon ein Lied von Friedrich Karl Barth und Peter Horst (1979)[15] beeindruckt, das in dem vertonten Text wunderbar zum Ausdruck bringt, worauf Menschen in Krisen hoffen:

»Wenn es so weit sein wird mit mir, brauche ich den Engel in dir.
Bleibe still neben mir, in dem Raum,
jag den Spuk, der mich schreckt, aus dem Traum,
sing ein Lied vor dich hin, das ich mag,
und erzähle, was war manchen Tag.
Zünd ein Licht an, das Ängste verscheucht,
mach die trockenen Lippen mir feucht,
wisch mir Tränen und Schweiß vom Gesicht,
der Geruch des Verfalls schreck' dich nicht.

---

15 Peter Janssens' Musikverlag; https://www.pjmv.de/friedrich-karl-barth.

Halt ihn fest, meinen Leib, der sich bäumt,
halte fest, was der Geist sich erträumt,
spür das Klopfen, das schwer in mir dröhnt,
nimm den Lebenshauch wahr, der versöhnt.
Wenn es so weit sein wird mit mir
Brauch ich den Engel in dir.«

Ein ganz schlichtes Zeichen der Transzendenz in vielen Hospizen ist das Symbol der Kerze. Sie zeigt allen an, dass jemand verstorben ist und sich im Übergang befindet. Die meisten Hospize werden sich diese Präsenz eines eben Verstorbenen einen Belegungstag kosten lassen. Das heißt, das Zimmer wird bewusst vierundzwanzig Stunden mit einem Toten belegt, der lebt, der anderen etwas bedeutet, der zu seinen Besuchern noch spricht, dessen Würde und Ruhe auf alle ausstrahlt. Der Tod verweist auf das Leben, der Tod ist Leben. Alles ist Übergang. Die Kerze ist ein Protest. Wie schockiert war ich (J. R.) vor wenigen Jahren in einem großen Münchner Klinikum, in dem meine tote Tante lieblos »unversorgt« liegen blieb, als sie nach einem vollkommen unnötigen Eingriff verstorben war. Nur widerstrebend wollte das Pflegepersonal das Anzünden einer Kerze zulassen. Ganz offensichtlich begegneten sie dem Wunsch von Angehörigen kaum mehr. Noch nach Jahren bin ich entsetzt über die abhandengekommene Kultur und die verlorengegangenen Standards der Totenversorgung in einem völlig säkularisierten Gesundheitswesen.

Ein ähnliches Symbol ist die Blume, die in manchen Pflegeeinrichtungen dem Verstorbenen in die Hand gegeben wird. Die Blume ist ein Symbol des Wachstums, des Lebens. Ein anderes äußeres Zeichen für den »letzten Dienst« ist die Pflege des verstorbenen Körpers. »Das mache ich als letzten Dienst für den Verstorbenen!« Ob der Pflegerin die Dimension der rituellen Waschung vor der Einsargung in den diversen Religionen bewusst ist? In jedem Fall hat die Pflegerin einen letzten wichtigen spirituellen Dienst erwiesen und ihre eigene spirituelle Begleitung zu einem auch für sich selbst guten Abschluss gebracht.

Häufig erleben wir Menschen, die in den letzten Lebenstagen ihren bereits wartenden schon lange verstorbenen Angehörigen und Freunden »begegnen«. Sollten sie davon erzählen, müssen sie häufig damit rechnen, als delirant hingestellt zu werden.

Mystik und ihre Erfahrung ist aus unserer Alltagswelt weitgehend verdrängt. Mystische Erfahrungen, die Menschen tatsächlich machen, können kaum eingeordnet und auch nicht gedeutet werden. Auf individueller Ebene haben Menschen vielleicht dafür einen Ausdruck gefunden – ähnlich den Menschen, die eine Nahtoderfahrung gemacht haben. Der Einzelne ist jedoch dabei weitgehend auf sich gestellt. Selbst in den Konfessionen und Religionen gibt es dafür kaum eine Sprache. Und doch gibt es die Erfahrung, die nicht nur den Mönch nach dreißigjähriger Kontemplations- oder Meditationspraxis überkommt, sondern auch den Menschen, der mitten im alltäglichen Weltgeschehen steht. Man könnte durchaus behaupten, dass die mystische Erfahrung – nach allem, was quer über den Globus bisher beschrieben wurde – eine der wenigen international übereinstimmenden Sprachen darstellt. Mystiker:innen können sich verstehen, weil sie von demselben sprechen und schreiben, von einer Erfahrung des All-Einen, einer Koinzidenz der Gegensätze, von Fülle und Leere, Licht und Dunkel.[16]

Mystik und religiöse Traditionen sprechen zum Beispiel vom »Dunkel, das zunächst durchwandert werden muss«. Sie sprechen von der »dunklen Nacht der Seele« oder wie Bonaventura vom »super-strahlenden Licht göttlicher Dunkelheit« oder wie

---

16 Franz von Assisi (1182–1226), Dschalāl ad-Dīn Muhammad Rūmī (1204–1273) und Bonaventura da Bagnoregio (1217–1274) waren Zeitgenossen.

im Englischen von der »cloud of unknowing«, der »Wolke des Nichtwissens«. Ihre Erfahrung ist voller Gegensätze! Diese mystische Erfahrung ist gerade nicht eindeutig, aber überwältigend, lebensfroh, ja von Sinnen, todesnah und todesmutig. Sie liegt jenseits unserer natürlichen Sinne, sei es Licht und Finsternis betreffend, Süße und Bitterkeit, Präsenz und Nähe betreffend, aber auch schweigend und hörend. Das griechische Wort »myein«, auf das der Begriff »Mystik« etymologisch zurückgeht, bedeutet auch, Mund oder Augen zu schließen.

Mystik meint Geheimnis. Glauben bedeutet nicht, klar zu sehen, und schon gar nicht, etwas zu wissen. Glauben bedeutet, sich auf einen abenteuerlichen und überraschenden Weg einzulassen, der viel mit Spüren und Suchen zu tun hat, mit Ertasten und wenig mit rational Begreifen. Sicherheit und Vertrauen sind eine Lebensqualität, die gegebenenfalls nach einer jahrelangen Psychotherapie einkehren kann, aber auch nach einer spirituellen Erfahrung, einer Begegnung mit einem spirituellen Schmerz, nach langem Weg der Auseinandersetzung mit sich selbst und dem, was einen umgibt.

Umgehen mit derartigen spirituellen Schmerzen verlangt also eine Akzeptanz mystischer Erfahrungen. Nicht alles, was im Sterben gemeinhin als Delir bezeichnet wird, weil Patient:innen »halluzinieren« und bereits verstorbene Familienmitglieder wiedererkennen, die sie im Raum anwesend sehen, ist mit medizinischen Begriffen zu erklären und zu erfassen. Solche Phänomene entziehen sich nicht selten unserer Erklärkunst und sind doch für Betroffene reale und oft stärkende Erfahrungen. Wissenschaftlich wird hier mittlerweile vom »Sterbebett-Phänomen« gesprochen. Nah an der Todesgrenze sind mystische Erfahrungen sehr häufig und vor allem bedeutsam für die Sterbenden selbst.

In der Versorgung von Schwerstkranken erleben wir, dass Teams über die Supervision hinaus noch etwas brauchen, in dem sie sich dessen vergewissern können, was sie trägt und hält. Für viele Mitarbeitende ist das eine Form gelebter Spiritualität, verbunden mit ritualisierten Handlungen. Manchmal sind es ganz persönliche Rituale, mit dem sich einzelne Teammitglieder in den Kontext eines »großen Ganzen« stellen: eine Kerze am Wegrand, die liebevolle Versorgung des Verstorbenen, die mit dem Öffnen des Fensters beendet wird, um sozusagen der Seele den »Ausweg« zu zeigen, ein Streicheln über die Wange mit dem Wunsch »Gute Reise« oder das bewusste Innehalten vor dem Zimmer eines Schwerkranken mit einem kurzen Gebet. In der stationären Pflegeeinrichtung Lindenhof erhält jede verstorbene Person eine Holzscheibe aus Lindenholz mit der Aufschrift »Gute Reise wünscht das Team vom Lindenhof« in die Hände, bevor der Bestatter oder die Bestatterin den Leichnam abholt. Dies alles sind kleine, aber wichtige Rituale, die dem Reisenden und auch den Abschiednehmenden, dem Team, den Angehörigen helfen.

Ein Ritual beim Abschiednehmen kann auch sein, die Hände mit kaltem Wasser zu waschen und dabei folgenden Spruch leise oder laut zu sagen:

»Ich gebe alles,
was mir bewusst oder unbewusst übertragen wurde,
in Liebe und Dankbarkeit zurück.
Ich gebe alles,
was ich bewusst oder unbewusst übernommen habe,
in Liebe und Dankbarkeit zurück.
Ich nehme alles,
was ich bewusst oder unbewusst übertragen habe,
in Liebe und Dankbarkeit zurück.«

Manchmal sind es Rituale, die in der Gemeinschaft gelebt und gefeiert werden, die besonders hilfreich sind. Ein kurzer Teamrückblick in einer der Pflegeeinrichtungen beginnt mit den Fragen: »Was gibt es zu dieser Palliativsituation noch zu sagen? Was

ist gelungen? Was würdet ihr anders machen?« Neben der fachlichen Reflexion lebt dabei die verstorbene Person im Erzählen
der Geschichten nochmals auf. Es entsteht eine Verbindung über
den Tod hinaus. Alle dürfen sich gehalten wissen. Das strahlt
auch auf die noch lebenden Bewohner:innen aus.

Das Abschiedsritual auf einer beschützenden Station ver-
sammelt alle aus dem Team. Gemeinsam gedenken sie des Verstorbenen: was schwer war mit ihm, was gut war und was das
Besondere dieses Menschen war. Das knappe und schlichte
Ritual endet jeweils mit der Vergewisserung der Gemeinschaft
im Team.

Der Ablauf des Rituals kann etwa so aussehen. Ein vorher
bestimmter Mitarbeiter leitet das Ritual.

1. CD-Player bzw. Online-Musik einschalten (es ist wichtig,
   immer die gleiche Musik zu verwenden, bis alle Mitarbei-
   tende eingetroffen sind).
2. Musik ausschalten und kurze Begrüßung.
3. Achtsamkeitsübung:
   - Ich schließe meine Augen oder richte meinen Blick nach
     unten auf den Boden.
   - Beide Füße stehen fest auf dem Boden, mein Oberkörper
     ist nach oben aufgerichtet.
   - Kurze Pause.
   - Wie fühlt sich meine Sitzunterlage an?
   - Kurze Pause.
   - Ich richte meine Aufmerksamkeit nun auf meinen Atem,
     dorthin, wo ich ihn am stärksten spüre. In der Nase? Im
     Brustkorb? Im Bauch? Wenn meine Gedanken abschwei-
     fen, lenke ich meine Aufmerksamkeit sanft wieder zur
     Empfindung des Atems hin.
   - Pause.
   - Wie geht es mir gerade?
   - Pause.

- Und alles darf sein!
- Kurze Pause.
- Wenn ich dazu bereit bin, öffne ich langsam die Augen und komme ganz ins Hier und Jetzt.

4. Jeder Teilnehmer nimmt sich einen Stein aus der Schale.

5. Wir erinnern uns heute an Herrn/Frau …
Was möchte ich von ihm oder ihr erzählen?
Was habe ich mit ihm oder ihr erlebt, Gutes oder Schwieriges? Alles hat seinen Platz und darf frei ausgesprochen werden. Dabei gibt es kein Richtig oder Falsch.
Alles, was gesprochen wird, bleibt in diesem Kreis.

6. Es folgt die persönliche Ausführung des Ritualleiters.

7. Nach Beendigung legt dieser den Stein zurück in die Schale.
Anschließend folgen alle Teilnehmende der Reihe nach.

8. Zum Ende stehen alle auf und reichen sich die Hände. Ein jeder legt seine rechte Handfläche nach unten in die Hand des anderen und die linke Hand mit der Handfläche nach oben in die Hand seines Danebenstehenden.

9. Die Ritualleitung schließt ab: »Wir haben einen Kreis gebildet. Der Kreis ist eines der ältesten Symbole der Menschheit. Er hat keinen Anfang und kein Ende. Er ist Sinnbild der Unendlichkeit. Wir sind miteinander verbunden. Eine Gemeinschaft ist so stark wie ihr schwächstes Glied. Jede und jeder von uns kann den anderen halten oder vom anderen gehalten werden. Das macht uns stark.«
Aufforderung: »Schaut mal nach rechts und nach links, schaut euch an.«

10. Hände lösen und kurze Verabschiedung.
Bitte an alle, den Weg zurück an die Arbeit dafür zu nutzen, alles in Ruhe auf sich wirken zu lassen.[17]

---

17 Es wurde von Silvia Kauer – Pflegehelferin; Spiritual-Care-Beauftragte im Evangelischen Pflegezentrum Ebenhausen im Kontext der Ausbil-

2.7 Sinn-los versus Sinn erfahren: Eine Deutung suchen und Unerklärliches aushalten

Dimension des Schmerzes

Wir werden spirituell Leidende, wenn wir uns gedankenlos an nichts erinnern, geschichtslos leben, keinen Sinn in unserem Tun und Lassen erkennen können und schließlich auch unseren Willen, zu leben und zu lieben, einbüßen, also uns für nichts mehr einsetzen, nichts mehr für verbesserungswürdig und erstrebenswert halten. Wir leiden spirituell, weil wir es verlernen, wertzuschätzen, zu würdigen und dankbar zu sein.

Wie sehr kann es Sinn stiften und am Leben erhalten, wenn hochbetagte Menschen wissen und spüren, dass sie noch etwas zum Gemeinwohl und für die nächsten Generationen beitragen können – und sei es im Gebet oder Beisteuern von guten Wünschen und Gedanken! Sich selbst als wirksam zu erleben ist auch ein wesentliches Element, »gesund« zu bleiben. Im Rückblick des Lebens dort hinzusehen, wo ich etwas Sinnvolles stiften konnte, heilt – auch manche Defizite.

Dieser Schmerz – das Fehlen von Sinn – raubt die Freude am Leben!

Eine Variation dieses Themas ist unsere einzigartige menschliche Begabung, mit der Sinngebung, also der Bedeutung von Worten, Gesten usw. zu spielen. Es geht um die Kraft des Humors. Auch wenn nicht jedem Menschen die gleiche Gabe zum Humor geschenkt ist, so ist doch das Abhandenkommen der Lust am Gedankenspiel, am Verdrehen und an der Unsinnigkeit ein großer menschlicher Verlust, ein spirituelles Leiden.

---

dung (2017) zur Palliativkraft – für die beschützende Station entwickelt. Im Kontext eines Projekts »Spiritual Care« in der Pflegeeinrichtung weiterentwickelt und auf die ganze Einrichtung ausgedehnt und nach Projektende in den Regelbetrieb überführt. Die Spiritual-Care-Stelle wird durch die Einrichtung selbst weiter finanziert.

In einer systemischen Kommunikationsübung beeindruckte mich nachhaltig die simple Aufgabe, sich mit einem Gegenüber zu treffen, einen Satz zu sagen und gespiegelt zu bekommen, was das Gegenüber verstanden hatte. Das Gegenüber hatte zehn Chancen, zu sagen:»Du meinst mit dem Satz, dass …« Ziel war es, als Gegenüber mindestens drei Treffer zu landen. Diejenige, die den Satz gesagt hatte, musste jede Antwort bewerten.

Es ist alles andere als selbstverständlich, dass wir uns verstehen. Jemanden wirklich zu verstehen, schafft aber große Nähe und Verbindung, es erzeugt auf beiden Seiten das Gefühl einer Ebene.

Es gilt in der Kommunikation, feine Töne, Gestik und Körpersprache insgesamt mit einzubeziehen. Carl Rogers hat mit seiner Technik des Spiegelns dabei etwas auf die Spitze getrieben, allerdings auch den Nagel auf den Kopf getroffen. Indem ich als Sprecher höre, was die andere verstanden hat, fühle ich mich angenommen und verstanden oder auch nicht. Es gibt mir gar eine Chance, meine Aussage noch zu präzisieren oder einfach auszuführen. Die Spiegelung eröffnet einen Raum des Hörens und des Verstehens.

Betrachten wir die Diskussion um den assistierten Suizid. Die Auseinandersetzung offenbart ein eklatantes Missverständnis von Autonomie und Lebenswert. Die fatale Reduktion der Lebensqualität auf die persönliche Bestimmung und Freiheit von jeder Mit- oder Fremdbestimmung ist nicht nur unmenschlich, sie raubt uns jede Hoffnung als soziale Wesen, für andere da zu sein und vor allem, von anderen getragen und versorgt zu werden. Wer glaubt denn tatsächlich, ohne andere leben zu können, ja, zum Leben gekommen zu sein, ohne anderen auch zur Last geworden zu sein? Letztlich macht uns dieser Schmerz zum Menschen: Wir sind angewiesen. Wer nicht mehr Angewiesensein-Dürfen fühlen darf, wer sich das selbst verbieten muss, verarmt zur Selbstgenügsamkeit, zu einer gnadenlosen Angewiesenheit auf sich selbst.

Geschichten aus dem Alltag

Was bleibt?

Was antwortet man einem Mann, der verzweifelt fragt: »Was bleibt von mir?« Ein Mann, der sich aus einfachen Verhältnissen hochgearbeitet und nach dem Studium ein kleines Unternehmen aufgebaut hat, das auch ohne ihn bestens floriert, was er nie geglaubt hat, da er sich für unabkömmlich hielt. Ein Mann, der neben seiner sehr erfolgreichen beruflichen Karriere das Privatleben vernachlässigt hat. Er hat wohl geheiratet, weil es sich so gehörte, aber den Wunsch seiner Frau nach Kindern hat er ignoriert. Sie ist darüber trübsinnig geworden und vor zehn Jahren gestorben, aus Gram, wie er selbst interpretierend sagt. Heute bedauert er es, keine Kinder zu haben, und er weiß nicht, wohin mit der Schuld, die er seiner Frau gegenüber empfindet. Der körperliche Schmerz, den der Krebs verursacht, lässt sich mit Tabletten und Tropfen im Zaum halten. Aber was gibt man gegen diesen Schmerz?

Wie kann Gott das zulassen?

Wie tröstet man eine Familie, wenn die Mutter sterbend im Bett liegt und ihr Mann mit den zwei schulpflichtigen Kindern hilflos neben ihrem Bett steht? Was antwortet man auf die Frage: »Wenn es Gott gibt, wie kann er dann so ein Leid zulassen?« Ist es (un-)menschlich, die Frage im Umkehrschluss zu formulieren: »Wenn es Gott gibt, muss er hier auf Erden alles nach meinen Wünschen regeln?« Oder sollte man es besser mit dem Philosophen Ludwig Wittgenstein halten, der sagt: »Wovon man nicht reden kann, darüber muss man schweigen.«

Sinnlosigkeit erleiden in der Trauer

Eine Witwe, die vor drei Monaten ihren Mann nach 42 Ehejahren verloren hat, sagt: »Welchen Sinn hat das jetzt alles noch? Dieses ganze Leben, mein Leben? Der, den ich liebe, ist tot. Und Gott? Ich spüre ihn nicht. Er schweigt beharrlich. Er ist wohl auch nicht da, jedenfalls nicht bei mir, um mich zu trösten.« All das, was bisher als sinngebend erlebt wurde, fällt in sich zusammen wie ein Kartenhaus.

Sie stellt sich Fragen: Wer bin ich jetzt (noch)? Was macht mich aus? Jetzt, nachdem mein Mann gestorben ist, bin ich Witwe, nicht mehr Ehefrau. Auf wen und was beziehe ich mich jetzt? Wer bezieht sich auf mich? Ich habe den, der mich liebt, verloren. Kann ich selber noch lieben und werde ich wieder Liebe erfahren? Ich bin nicht mehr gehalten, fühle mich haltlos! Was trägt mich?

Mir ist der Boden unter den Füßen weggerissen. Ich fühle mich grundlos. Auf welchem Grund kann ich sicher stehen? Das hat doch alles keinen Zweck mehr! Welche Bedeutung und welches Ziel hat mein Leben jetzt noch? Ich kann mich nicht konzentrieren, bin irgendwie kopflos und orientierungslos. In welche Richtung kann es weitergehen? Ich kann nicht mehr in die Zukunft denken, nicht mehr klar sehen, wie mein Leben weitergehen soll, ich lebe ohne jede Perspektive. Ich habe keine Idee, keine Vorstellung vom Leben ohne meinen Mann. Ich bin ratlos und fühle mich hilflos.

Solche oder ähnliche Gedanken beginnen in den Köpfen trauernder Menschen zu kreisen. Rund um diese Fragen ringen Menschen um Antworten, ringen um Sinngebung. Die Frage nach dem Warum ist die Suche nach dem Sinn des Erlebten und nach dem Sinn des Weiterlebens. Doch der Sinn ist abhandengekommen. Sinn muss gefunden werden – er wird nicht gegeben. Sinn muss neu entdeckt werden, um weiterleben und manchmal auch um sterben zu können.

(Palliative) Begleitung

Menschen in außergewöhnlichen Bewusstseinszuständen brauchen eine Verbindung. Auch Sterbende befinden sich zuletzt häufig bereits in einem außergewöhnlichen Bewusstseinszustand – eben im Übergang von der einen zur anderen Welt. Oder auch zu der Welt, für die sie sich wieder »zurück«entscheiden – zum Beispiel aus einem komatösen Zustand. Begleiten in außergewöhnlichen Bewusstseinszuständen bedeutet Begleitung an der Grenze. Es ist eine Begegnung mit einer »anderen« Welt. Wenn ich an diesem Punkt begleite, dann kommt es zu 100 Prozent auf mich, aber auch zu 100 Prozent auf das Gegenüber an. Es braucht eine bewusste Vorbereitung und eine Rückbesinnung auf mich selbst, auf meinen Stand, auf mich als Person, um dem anderen begegnen zu können.

Wenn ich nicht bei mir selbst und ich selbst bin, dann kann ich einem anderen nicht begegnen. Diese Erfahrung wird gerade dort besonders deutlich, wo Verständigung so sensitiv, sensibel, vermeintlich ungreifbar ist.

Auch wenn mir die Welt des anderen nicht zugänglich und fremd ist, kann ich dennoch an dieser Grenze begleiten. Dabei begleite ich von außen den inneren Prozess eines anderen Menschen. Ohne zu wissen, was sich genau abspielt, kann ich begleiten und damit Berührung mit meiner Welt geben.

Das unterstützt den anderen dabei, sich für die eine oder andere Welt zu entscheiden. Ich begleite also Übergänge. Der Mensch erfährt hier Kontakt – soziale Beziehung –, gleichzeitig unterstütze ich ihn auch dabei, für sich einen Sinn zu finden, um zu einer Entscheidung zu kommen.

Die Seelsorgerin (D. B.) auf der Intensivstation erinnert sich: »Die Geschichte eines Mannes, der aus dem Koma erwacht war, beeindruckte mich. Es beschäftigt mich, wie Menschen Parallelwelten erleben können. Und was bedeutet Begleitung an dieser

Grenze der Welten? Das innere Erleben des Mannes war, wie er erzählte: Er rannte um sein Leben. Vor ihm hüpfte ein Blutstropfen in der Luft, immer knapp vor ihm. Er rannte ihm nach und wusste dabei, er musste es schaffen, den Blutstropfen aufzufangen, bevor er zu Boden fiele. Andernfalls, so war ihm klar gewesen, wäre sein Leben verloren. Und er rannte und rannte um sein Leben! Die existenzielle Angst machte es ihm schwer, Schritt zu halten. Immer wieder schien ihm der Blutstropfen tatsächlich zu entkommen! Er musste weiter! Auf einmal baute sich ein schmiedeeisernes Tor vor ihm auf. Der Blutstropfen glitt ohne Schwierigkeiten durch die Gitterstäbe. Er selbst versuchte in Panik, über das Tor zu klettern. Er rutschte jedoch ab und eine der Spitzen des Tores bohrte sich in seinen Oberschenkel. Irgendwie schaffte er es, sich zu befreien, gelangte gerade noch rechtzeitig auf die andere Seite des Tores und fing den Blutstropfen auf – kurz bevor dieser zu Boden fallen konnte.

In der ›äußeren‹ Klinikwelt spielte sich währenddessen Folgendes ab. Bei einer der Visiten war der Pflegekraft eine dicke Rötung am Oberschenkel aufgefallen. Eine Verdickung war von außen spürbar. Die herbeigerufene Ärztin diagnostizierte eine Thrombose, und so konnte eine sofortige Operation schlimme Folgen verhindern.

Der gesetzte Schnitt des Skalpells war wohl im Empfinden des komatösen Patienten die Spitze des Tores, die ihn durchbohrt hatte. Die Operation kam gerade noch rechtzeitig. Für den Patienten war klar, dass er sein Leben neu geschenkt bekommen hatte. Nun wollte er viel bewusster leben und sich nicht mehr derart selbst gefährden. Der Hintergrund seines Komas war Drogenmissbrauch gewesen. Als junger Mann war er ›abgerutscht‹, fühlte sich nicht mehr gebraucht und hatte keine sinnvolle Aufgabe. Diesen Schmerz des Sinnverlusts versuchte er, mit Drogen zu betäuben. Die Erfahrung im Koma machte ihm schlagartig bewusst, dass da wohl doch noch etwas in seinem Leben kommen würde und sein sollte! Hätte er den Blutstropfen sonst noch erwischt? Plötzlich steht für ihn fest: Sein Leben hat einen Wert und Sinn – und er kann etwas daraus machen!«

Wie wir nicht selten Situationen begleiten, ohne selbst schon die volle Dimension zu erfassen, zeigt auch das folgende Beispiel:

Die Seelsorgerin (D. B.) besucht zum wiederholten Mal eine Frau auf der Bestrahlungsstation der Klinik. Nachdem sie diese Frau meist im Bett und sehr geschwächt erlebt hatte, ist sie eines Tages überrascht, das Zimmer aufgeräumt, die Patientin sitzend, angezogen und sehr gepflegt aufrecht vorzufinden. Frau H. spricht davon, dass sie am nächsten Tag nach Hause gehen würde. Sie sei nun in einer Verfassung, in der es zu Hause gut weitergehen könne. Im Rückblick lassen sie und die Seelsorgerin die Zeit in der Klinik Revue passieren. Sie hatten es wie eine Bergtour, einen schweren Weg, erlebt. Nun aber ist der Gipfel erreicht! Was denn alles dazu beigetragen habe, diesen Weg zu schaffen, fragt die Seelsorgerin. Nun taucht das Bild eines Rucksacks im Gespräch auf. Was gehört denn alles in den Rucksack, wenn man so eine schwierige Gipfelbesteigung vorhat? Die Patientin spricht vom Stolz auf ihre Kinder, die sie begleitet hätten, die Nähe des Mannes, der sie auch in ihrer Schwäche akzeptiert und fürsorglich begleitet habe, die vielen stillen Stunden in der Nacht, die zum Nachdenken ermutigt hätten. Sie hätten wesentlich dazu beigetragen, sich anders zu orientieren und zu würdigen, was »wirklich« wichtig ist im Leben. Natürlich kommt noch mehr dazu: die medizinische Versorgung, die netten Worte der Menschen auf der Station usw. Nun aber habe sie auch etwas Sorge: Wie würde es nun zu Hause ohne die Sicherheit der Klinik werden? Der Hinweis auf den »gefüllten Rucksack« auch für diesen Weg stärkt sie. Ja, so könne sie sich tatsächlich auf das Weitere einlassen. Die beiden verabschieden sich mit der Aussicht, sich am nächsten Tag nochmals zu sehen. In der Nacht verstirbt Frau H. ganz überraschend. Der Weg nach Hause hatte eine andere Dimension angenommen, als beide es ahnen konnten. Aber der Rucksack für die letzte Reise war trotz allem und für alle Fälle gepackt und gut gefüllt.

Hier darf natürlich nicht unerwähnt bleiben, was Viktor Frankl (1905–1997) mit seiner existenzphilosophischen und existenzialistischen Logotherapie entworfen hat. Frankl brach aus dem analytischen Gebäude der Therapie aus und nutzte die Fertigkeiten des menschlichen Verstandes und Geistes, um sinnvolle Zusammenhänge herzustellen. Als ein Opfer des KZ-Systems der Nationalsozialisten, aufgrund dessen eigentlich jedes sinnvolle Konzept von Humanität infrage gestellt werden musste, gestaltete er die sogenannte Logotherapie. Die Heilung sah er sozusagen im Sinn, in der Arbeit an einer positiv-stärkenden Sinngebung eines eventuell furchtbaren Erlebens. Im Auffinden der Sinnspuren – und seien sie noch so konstruiert! – vermag der Mensch auch im Wissen um das Schreckliche sich mutig dem Leben zu stellen und weiterzuleben. Der Titel von Frankls Werk aus dem Jahr 1972 gibt seinem Konzept die Überschrift: »Der Wille zum Sinn«.

Einer seiner Zeitgenossen war Aaron Antonovsky (1923–1994), der Erfinder der sogenannten »Salutogenese« (1997). Antonovsky war daran interessiert, die Faktoren zu bestimmen, die Menschen so stabilisieren und gesund sein lassen, dass sie auch schwierigsten Schicksalsschlägen gewachsen sind. Er untersuchte dazu junge jüdische Frauen, die den Holocaust überlebt hatten. Wodurch gelang es den einen, gesund weiterzuleben, während andere an der Erfahrung scheiterten, ja, lebensunfähig zurückblieben? Der Kern seiner Antwort liegt in der Abkürzung »SOC«, gleichbedeutend mit »sense of coherence«. Letztlich würde ein tief in einem Menschen verankerter »Sinn für Zusammenhänge« bzw. ein Vertrauen in einen alles tragenden Grund, der alle und alles verbindet, den Ausschlag geben.

Vielleicht fallen uns Vorbilder wie etwa unsere Großeltern ein, die dieses Urvertrauen in das Leben scheinbar wie selbstverständlich in sich hatten. Der Sinn, der trägt, mag konstruiert sein. Damit er trägt, muss er gespürt werden.

Speziell in Phasen von Krankheit, Lebenskrisen und im Alter – aber nicht nur dann – gewinnen spirituelle Fragen an Bedeutung. »Wer bin ich? Wozu und für wen lebe ich? Wo komme ich her und wo gehe ich hin?« Diese Fragen können tiefe Emotionen, Zweifel, Ängste, Hoffnungen, Sehnsüchte, aber auch Dankbarkeit und Erfüllung verursachen.

Mit diesen Fragen suchen gerade auch hochbetagte und am Ende ihres Lebens angekommene Menschen Kontakt und Begegnung. Häufig werden diese Fragen auch als schmerzhaft empfunden. Nicht selten geht es dabei um Schmerzen ungelebten Lebens. Derartige Prozesse brauchen Begleitende, die sozusagen einen Resonanzraum anbieten, hellhörig und aufmerksam da sind. Einfache, kurze Fragen zu Erfahrungen, wie etwa »Wie haben Sie in Ihrem Leben Krisen bewältigt?«, ermutigen und können häufig einen Weg dazu erschließen, was andere Menschen für sich als Sinn erfahren.[18]

---

18 Die alterstherapeutische Praxis Hyppocampus in München unterstützt solche Prozesse für Senioren, die für sich einen Verlust an Sinn erleben. Heilung gelingt hier dadurch, dass Menschen erzählen dürfen, was sie ausmacht und ausgemacht hat. So erzählt ein hochbetagter Mann beispielsweise, dass er einmal in seinem Leben auf die Zugspitze wollte und das dann auch umgesetzt hat. Für ihn ein unvergessliches Erlebnis! Im Gegenüber leuchtet die ganze Kraft der damaligen Tour wieder auf.

2.8 Versöhnungs-los versus Versöhnung feiern: Auf dem Weg zu innerem Frieden

Dimension des Schmerzes

Hier kommt der große Schmerz ins Spiel, nicht vergeben zu können, sei es sich selbst oder anderen. Diese Menschen leiden an Wut, Hass, Rachewünschen und Verbitterung. Nicht selten steckt dahinter ein kleingehaltenes Selbstbewusstsein. Aus der Kindheit »verfolgen« Sätze wie: »Du bist falsch!«, »So geht das nicht!«, »Du bist schuld, dass ich traurig bin!«, »So wie du gerade bist, mag ich dich nicht«, »Keiner mag das, wenn du schreist!« – und viele andere mehr. Diese Menschen zeigen erhöhte Depressivität, Feindseligkeit und Unzufriedenheit, was auch ihr körperliches Wohlbefinden beeinträchtigt. Der Glaubenssatz »Strafe muss sein!« oder »Das wirst du (mir) büßen!« prägte ganze Generationen früherer Jahrhunderte. Eltern wurden geradezu getrimmt, nicht nachsichtig zu sein. Wer kann solche Sätze korrigieren oder gar ersetzen? Was müsste passieren, damit Sätze wie »Gnade muss sein!«, »Liebe muss sein!«, »Vergebung muss sein!« Raum greifen?

Unversöhnt zu sterben, ist sicher keine schöne Vorstellung und Realität. Wenn jemandem nicht vergeben wird oder man selbst nicht vergeben kann, ist es bitter. Diese Situation lässt Menschen erstarren und festhalten. Sie tragen einer anderen Person etwas nach. Die Betreuenden in einem Pflegekontext denken sich dann häufig: Körperlich müsste die Person schon längst verstorben sein! Woran hängt sie fest? Warum kann sie nicht sterben?

Leider sind es nicht selten die nächsten Menschen, der Partner bzw. die Partnerin, die Tochter, der Sohn oder die Mutter bzw. der Vater, die sich etwas nicht vergeben und verzeihen können. Von außen betrachtet, scheint es dabei häufig um Kleinigkeiten zu gehen, letztlich unwichtige Dinge. »Aber ich hatte doch recht!« Es scheint uns nicht zu vermessen, zu behaupten: Wir tragen einander sehr viel nach. Und – auch nicht selten! – wir können uns selbst nicht vergeben!

Vieles machen wir falsch im Leben. Vieles ist uns nicht gelungen. Frieden finden wäre ein großes Ziel. Der weltweit predigende spirituelle Lehrer und Franziskaner Richard Rohr hat das Sterben seiner Mutter beschrieben, die sich so schwertat, ihrem geliebten Mann nach vierundfünfzig Jahren familiären Lebens zu vergeben. Die sterbende Frau brachte es nur mit größter Mühe und Unterstützung ihres Sohnes fertig, ihrem Mann zu verzeihen, der mit ihr immer um die Blumen und das Gras im Garten gestritten hatte. Der Mann hatte ihr sogar einmal ihre schönen Blumen abgemäht, weil er sein Gras durchsetzen wollte (vgl. Rohr, 2017, S. 227–230). Uns gibt es zu denken, dass viele Menschen an ihrem Lebensende noch viele solche Kleinigkeiten zu vergeben haben – und ihrerseits um Vergebung zu bitten haben. Und sie schleppen es mit sich bis zum letzten Atemzug. Schuld und Schuldgefühle sind »wunderbare« Klebstoffe in Beziehungen. Sie können Menschen dazu dienen, an jemandem und etwas festzuhalten.

Der Religionspsychologe Bernhard Grom meint (in Frick u. Hilpert, 2021, S. 363 f.): »Vergeben (ursprünglich: etwas fortgeben, dann: eine Sache straflos hingehen lassen) bedeutet für sie [die ressourcenorientierte Positive Psychologie] nicht, ein Unrecht zu akzeptieren, sondern freiwillig auf Zorn und Vergeltung zu verzichten.«

Margarete und Alexander Mitscherlich haben in ihrem 1967 veröffentlichten Werk »Die Unfähigkeit zu trauern« versucht, die Deutschen wachzurütteln. Dabei gelang ihnen die Beschreibung eines »deutschen Syndroms«, nämlich die Verwandlung von Schuldgefühl, Angst und Scham in Selbstmitleid. Es würde hier zu weit führen, jedoch sollte es nicht übergangen werden, dass gerade die heute hochbetagten Menschen den Krieg und vor allem ihre Eltern und ihr Verhalten bzw. Nichtverhalten über Jahre miterlebt haben. Die Autoren sprechen von einer »Bewusstseinszensur«, die die Wiederkehr des Verleugneten und Vergessenen verhindern solle (Mitscherlich u. Mitscherlich, 2012, S. 25). »Um diese Angst, diese Schuld und Scham zu vermeiden oder wenigstens zu verringern, werden seelische Abwehrvorgänge von der Art der Verdrängung, der Verleugnung, der Projektion und andere mobilisiert« (S. 27).

Dieser Schmerz, dieses Leiden gehört sicherlich zu den Prozessen, die Elisabeth Kübler-Ross (1971) mit den unerledigten Dingen meinte. Es gelte, sie abzuarbeiten. Was nicht im Hier und Jetzt erledigt werden kann, wird sich weitertragen in die Trauerzeit und diese eventuell schwer belasten. Schuldgefühle sind eine Möglichkeit, an der Beziehung über den Tod hinaus festzuhalten. Die »offenen Rechnungen« erledigen sich nicht mit dem Tod, sie werden vererbt und vermacht!

Geschichten aus dem Alltag

Der verlorene Sohn

Nennen wir ihn Peter H., bei dem einiges im Leben »schiefgelaufen« ist. Jedenfalls hatte er jede Verbindung zu seinem einzigen Sohn verloren. Und jener hatte sich andererseits auch ganz von ihm abgekehrt. Doch Peter H. liebt und umsorgt sehr achtsam und tatsächlich fürsorglich die Mutter seines Sohnes, die nur wenige Zimmer weiter auf der Pflegestation liegt. Er fühlt sich seiner Frau zutiefst verbunden. Natürlich verbindet beide auch der »verlorene Sohn«. Peter H. weiß um die Besuche des Sohnes bei der Mutter, seiner Frau. Es gibt flüchtige Begegnungen auf dem Gang. Er freut sich, wenn seine Frau nach den Besuchen des Sohnes strahlt und entspannt ist, und zugleich genießt er die Zeit für sich, wenn der Sohn bei der Mutter ist und er sich einmal nur um sich kümmern darf.

Vieles schief

Herr B. liegt im Bett, sehr geschwächt. Die Seelsorgerin macht einen Besuch. Es ist lange Schweigen im Zimmer, bis Herr B. plötzlich sagt: »Das ist schief.« Er deutet auf eine Steckdose in der Holzwand am Ende des Bettes, deren Fassung etwas verschoben ist. Das ist schief. Früher hatte er in seinem Haus alles selbst gerichtet. »Das wäre Ihnen nicht passiert«, meint die Seelsorgerin, die seine Geschichte kennt. »Nein, im Haus nicht, wenn es um Äußerlichkeiten ging«, antwortet überraschend Herr B., »aber in meinem Leben ist vieles schief.« Tränen laufen über sein Gesicht, und es kommt ein ersticktes Weinen.

Er führt aus, dass in seinem Leben so vieles schiefgegangen sei, nicht nur bedingt durch das, was ihm widerfahren ist. Belastet habe ihn noch mehr das, was er selbst in Schieflage gebracht hat. So vieles gebe es da, was er heute besser machen würde. Das Verhältnis zu seinem Sohn vor allem. Hätte er nur intensiver geliebt, intensiver Beziehungen gestaltet, das Äußerliche nicht so wichtig genommen und … fünfe gerade sein lassen!

»Dass du das jetzt für mich tust!«

Eine Schwiegermutter machte es ihrer Schwiegertochter immer wieder sehr schwer. Aus ihrer Sicht hatte sie ihr nämlich den Sohn weggenommen. Im Haus mitlebend verhielt sie sich immer wieder sehr beeinträchtigend. Trotz einiger Phasen guten Zusammenlebens war es nie einfach gewesen. Als die Schwiegermutter nun im Sterben lag, versorgte die Schwiegertochter sie. Sie sorgte dafür, dass sie gut lag, genug Feuchtigkeit im Mund hatte und vieles mehr. In diesen letzten Stunden ihres Lebens war die Schwiegermutter plötzlich in der Lage, zu ihrer Schwiegertochter zu sagen: »Dass du mir jetzt so hilfst, das hätte ich nie gedacht.« In diesem Satz schwang ganz unverhofft für die Schwiegertochter mit, dass es dieser sterbenden Frau doch bewusst war, wie ungut sie sich die ganze Zeit gegenüber der Schwiegertochter verhalten hatte. Ja, es schwang sogar etwas wie Dankbarkeit mit! Und es wurde förmlich für beide greifbar, dass das jahrelange Missverhältnis nicht weiter nachgetragen werden musste. Die Schwiegertochter war jetzt für sie da, mit neuer Kraft und Motivation, ja, mit Liebe. Der Wunsch nach Vergebung, Einsicht und Verzeihen hatte auf beiden Seiten gutgetan!

(Palliative) Begleitung

Unversöhnt zu sein ist nicht selten für Menschen im Sterbeprozess eine Blockade: Sie können nicht »gehen«! Und das ganze Umfeld wundert sich darüber, dass sie etwas hält. Am körperlichen Prozess kann es nach menschlichem Ermessen nicht liegen, dass dieser Mensch nicht stirbt.

Ein erster Schritt in der Begleitung ist natürlich das Hinhören und vielleicht auch ein behutsames Nachfragen. Hilfreiche Fragen, die gleichsam wie Türen einen Raum öffnen können, wären beispielsweise:

- Gibt es da noch etwas, wo Sie sich wünschen würden, dass jemand etwas wiedergutmacht?
- Wo ist für Sie etwas noch ungeklärt? Eine offene Rechnung sozusagen?
- Könnten Sie sich vorstellen, dass es Ihnen guttun würde, jemandem noch etwas zu sagen?
- Meinen Sie, Sie sind jemandem noch etwas schuldig?
- Meinen Sie, Sie könnten oder müssten jemanden noch zum Beispiel für ein bestimmtes Verhalten oder Handeln um Vergebung bitten?
- Sind Sie mit Gott und der Welt im Reinen?

Vielleicht haben Sie als Begleitende im Gespräch eine Andeutung gehört, im Verhalten etwas gespürt, wo Sie nachfragen könnten, ohne allerdings nachzubohren! Immer sollte es ein offenes Gesprächsangebot sein, das das Gegenüber erleichtert, nicht belastet. Vielleicht können Sie der betroffenen Person einen Impuls, eine ermutigende Anregung geben, etwa mit einer Angehörigen das Gespräch zu suchen.

Es kann natürlich auch sein, dass die betreffende Person nicht da sein kann oder nicht mehr kommen kann. Dann können Hilfsmittel wie das Schreiben eines Briefes oder das Feiern eines kleinen Rituals sehr hilfreich sein, indem für die andere Person bzw. für einen Konflikt Symbole gesucht werden.

Die sogenannten Sterbesakramente im katholischen Bereich enthalten im Grunde wunderbare Elemente, Versöhnung zu feiern. Da geht es etwa um die »Beichte«, also das bewusste Bekennen von Schuld und Verantwortung, darauf aufbauend aber um die Vergebung und einen Aspekt der Wiedergutmachung. Das könnte auch so aussehen, dass man in einem symbolischen Akt, einem Ritual, eventuell in einem psychodramatischen Spiel Schuld und Vergebung zum Ausdruck bringt. Letztlich geht es um die Anerkennung des Leidens, des von uns mit verursachten Leidens. Auch in der Andacht am Sterbebett, wie sie in der evangelischen Kirche früher üblich war, ist die Bitte um Vergebung für das, was man aneinander versäumt hat, mit enthalten. In jedem Fall ist der Blick auf das, was nicht gelungen ist, und auf das, was wir einander schuldig geblieben sind, ein ehrliches Eingestehen unserer menschlichen Grenzen.

Die befreiende Kraft des Bekenntnisses, aber auch das Loslassen dessen, was wir anderen noch alles vorwerfen und (innerlich) vorhalten, all das kann die letzte Barriere und Schwelle zur anderen Welt überwinden helfen.

Manchmal aber bleibt für die Begleitenden nur, die Not mit auszuhalten, die der Schmerz solch ungelöster Lebensknoten mit sich bringt. Da zu sein und den Menschen mit all seiner Unruhe auszuhalten, ohne ihm vorzuhalten, dass er jetzt vergeben müsse oder sich damit versöhnen müsse, was andere an ihm versäumt haben.

2.9 Hoffnungs-los versus Hoffnungen stärken: Perspektiven entdecken

Dimension des Schmerzes

Keine Hoffnung zu haben für sich und diese Welt, ist ein spiritueller Schmerz, der sich in einer Zeit spürbaren Klimawandels stark verbreitet. Schon lange hält sich ein Gefühl nicht nur bei jüngeren Menschen: Kann ich es verantworten, in eine derart gefährdete Welt neues Leben, Kinder, zu setzen? Was tue ich meinen Kindern und Kindeskindern damit an?

Oder: Kann ich Hoffnung haben, in einem deutschen Pflegeheim des beginnenden 21. Jahrhunderts noch menschenwürdig behandelt zu werden? Kann ich dort auf Pflegende hoffen, die Mitleid und Zuneigung für mich übrighaben?

Wir haben einen Pflegeexperten und -kritiker vor Augen, der Tag um Tag und Monat für Monat, Jahr um Jahr die unsäglichsten und menschenverachtenden Praktiken in unseren Pflegeeinrichtungen auf seinem Schreibtisch und zweifelsohne auch in seinem Herzen gesammelt hat. Seine Verzweiflung und Aussichtslosigkeit wuchs mit den Stapeln auf seinem Schreibtisch!

Wie viele Menschen fallen in eine tiefe Sinn- bzw. Zielkrise, wenn sie aus dem Arbeitsprozess ausscheiden, der ihr Leben über Jahrzehnte mit Haut und Haar bestimmte. Plötzlich fehlen der tägliche Weg, die sozialen Kontakte, das Ansehen, das sich mit den Beziehungen und Leistungen verband. Plötzlich fragen sich Menschen: Wer bin ich dann noch? Was macht mein Leben aus? Wofür bin ich da? Was will ich und will ich über meine begrenzte Existenz hinaus?

Eine der wichtigsten Perspektiven ist es, anderen Menschen, besonders der eigenen Familie, etwas zu bedeuten und nicht nur zur Last zu fallen, weil man zum Beispiel auf Pflege angewiesen ist, die viel Geld verschlingt.

Ohne Hoffnung lässt sich nicht leben! Es gibt keine wirkliche Alternative zur Hoffnung. Der marxistische Philosoph Ernst Bloch (1885–1975) hat nicht von ungefähr während des Zweiten Weltkriegs sein epochemachendes Buch mit dem Titel »Prinzip Hoffnung« (Bloch, 1954 ff./1985) geschrieben. Im Vorwort meint er: »Es kommt darauf an, das Hoffen zu lernen!« In der Theologie greift Jürgen Moltmann sein Prinzip auf und entwickelt eine »Theologie der Hoffnung« (Moltmann, 1964).

Dorothee Sölle hat recht, wenn sie dies den schrecklichen Tod nennt: der Tod eines Menschen, der keinerlei Hoffnung mehr in sich trägt. Sollte wirklich »da draußen« jemand sein, der sich um mich sorgt? Jemand, der an mich denkt? Eine andere Person, die mich nicht vergisst, die sich erinnert und mir Gutes wünscht? Hoffnungslosigkeit impliziert Niedergedrücktheit, Antriebslosigkeit, Traurigkeit und Depression.

Die Hoffnungskraft verbindet sich intensiv mit der Fähigkeit zur Dankbarkeit, zur Transzendenz, die die kurze Perspektive einer Generation übersteigt, und insbesondere zur Liebe.

Wie sehr kann es einen hochbetagten Menschen am Leben erhalten, wenn er noch ein Ziel hat, etwas, wofür es sich lohnt, da zu sein! Gebraucht zu werden und für andere da zu sein oder sie einfach erleben zu dürfen, mag größtes Glück schenken – oder eben, wenn das nicht gegeben ist, auch tiefste Verzweiflung.

Geschichten aus dem Alltag

Mutterseelenallein

Aus meiner (J. R.) ambulanten Arbeit bleibt mir ein Mann im Gedächtnis, dessen Not mich tief berührt hat. Selten war ich so gespannt darauf, wie ein Mensch mir seine Tür öffnen würde. Könnte es tatsächlich für ihn ein Lichtblick werden?

Fritz war Anfang fünfzig und erwischte mich zufällig, als er mit der Frage im Hospizdienst anrief: »Kann ich mir das Leben nehmen? Darf ich das?« Wie sich in den folgenden Telefonaten herausstellte, hatte er im Flur seiner Wohnung hinter der Eingangstür gesessen und sah keinen anderen Ausweg mehr. Oder könnten da tatsächlich Menschen draußen sein, die ihn in seinem Elend annehmen und betreuen würden – ohne über ihn die Nase zu rümpfen und ihn zu verachten? Könnten Sie denn etwas anderes tun?

Ein Akademiker, Bibliothekar, belesen – nichts sonst? Er begann, mir sein Leben zu erzählen: Schon als Kind hatte er immer wieder seine gleichaltrigen Kontakte dadurch verloren, dass er erkrankte und zu Hause bleiben musste. Seine Mutter war immer sein Zuhause gewesen. Es gab niemanden sonst. Sein ganzes Leben hatte er mit ihr verbracht, bis sie gestorben ist – vor etwa zehn Jahren! Nach ihrem Tod konnte er die große Wohnung nicht behalten, packte seine Sachen und zog in eine kleinere. Er hatte es geschafft, seine Berufstätigkeit aufrechtzuerhalten, lebte sehr zurückgezogen. Die neue Wohnung hatte niemand außer ihm bisher betreten. Er konnte nichts von dem, was seine Mutter für ihn getan hatte, erledigen. Er hatte nie gereinigt, die Kisten waren noch nicht ausgepackt. Es sah furchtbar aus. Und nun hatte ihn tatsächlich eine schwere Erkrankung erwischt, Darmkrebs mit Metastasen. Er spürte Tag für Tag, dass er schwächer wurde, dass er nicht mehr lange nach draußen konnte, um sich zu versorgen. Er begann, sich mit Suizid zu beschäftigen, las alle Abhandlungen dazu, die er in der Bibliothek finden konnte. Durfte er dieses für ihn elende und aussichtslose Leben auslöschen und beenden? Er konnte doch niemanden in seine Wohnung holen!

Als er mir die Tür öffnete, nur einen kleinen Spalt weit, erlebte ich seine ganze Angst vor Verachtung. Mehr als mir selbst gelang es meinen Kolleginnen, mit Fritz Schritt für Schritt zu gehen, Tür um Tür in seiner Wohnung zu öffnen und so herzurichten, dass eine häusliche Pflege überhaupt möglich wurde. Sterben konnte er schließlich auf einer Palliativstation, da ihm die aufkommende Atemnot schrecklich zusetzte.

Ohne seine Mutter setzte er zwar sein Leben irgendwie fort, war aber nicht seines Lebens und seiner Freiheit fähig. Die vielen Krankheiten hatten ihn ganz auf seine Mutter als tragenden Grund verwiesen.

»Lichtdurchflutete Baumkrone«

Die schwerkranke, vom Tod bereits gezeichnete fünfzigjährige Frau liegt im Bett. Offensichtlich nagt der Tumor nicht nur an ihrem Körper, sondern auch an ihrer Psyche. Sie ist grau im Gesicht, wirkt müde und resigniert. Gerade hat sie vom Arzt die Information erhalten, dass erneut ein Rezidiv festgestellt worden ist. Die Chemotherapie hat nicht angeschlagen. Nun habe sie keine weitere Perspektive. Die Besucherin ist bestürzt und fragt, wie man das nur aushalten könne. Da huscht ein Lächeln über das Gesicht der Todgeweihten. Die Patientin beginnt zu erzählen: »Bevor ich zu dieser weiteren Untersuchung in die Klinik kam, war ich nochmals bei meinem Baum auf der Wiese vor meinem Haus. Ich habe mich wie so oft unter ihn gelegt an den Stamm und auf die Wurzeln. Ich habe geweint und dann den Boden unter dem Rücken gespürt. In die Baumkrone hinaufgeschaut, und plötzlich schoben sich die Wolken vor der Sonne davon und durch die Baumkrone fielen Sonnenstrahlen direkt auf mein Gesicht. Warm und weich waren sie und vor allem warm. Davon zehre ich jetzt noch: Wenn ich die Augen schließe, sehe ich die grüne Baumkrone und die Sonne, die durchscheint, und das gibt mir Kraft – auch jetzt.«

(Palliative) Begleitung

Berührend und anschaulich ist für uns eine Geschichte von Heinrich Böll mit dem Titel »Die Essenholer«. Sie entfaltet mitten im barbarischen Kriegsgeschehen des Zweiten Weltkriegs einen Aspekt der Hoffnung. Dargestellt wird die innere Gedankenwelt eines Hauptmanns. Zusammen mit drei Soldaten sucht er nach einem Gefecht die toten Soldaten, um sie würdig zu bestatten. Dabei entdecken sie einen beinahe unkenntlichen Leichnam. Er wird in ein Leintuch gebettet. Bei dem Versuch, den Toten zu bergen, werden der Hauptmann und die drei Soldaten selbst von einer Granate getroffen. Im Wissen um seinen eigenen Tod macht sich der Hauptmann folgende Gedanken:

»Abschuß und Heransausen der Granate hatte ich nicht gehört; die Explosion zerriß alle Gespinste traumhafter, halbbewußter Qual, mit leeren Händen starrte ich ins Leere […] mit einer fast wesenlosen, neugierigen Spannung wartete ich darauf, daß irgendwo an meinem Körper sich ein Schmerz melden oder das Fließen warmen Blutes spürbar werden würde; nichts, nichts von dem; aber plötzlich spürte ich, daß meine Füße halb über einem Hohlraum standen, daß meine Fußspitzen bis zur Hälfte des Fußes im Leeren schwankten, und da ich mit der nüchternen Neugierde eines Erwachsenen niederblickte, sah ich, schwärzer als die Schwärze ringsum, einen großen Trichter zu meinen Füßen […] Ich ging mutig nach vorne in den Trichter hinein, aber ich fiel nicht und sank nicht; weiter ging ich, immer weiter auf wunderbar sanftem Boden unter dem vollendeten Dunkel des Gewölbes […] bis der große gelbe, glänzende Stern vor mir aufstieg und sich am Gewölbe des Himmels festpflanzte; und leise strahlend fanden sich auch paarweise die anderen Sterne ein, die sich nun zu einem Dreieck zusammenschlossen. Da wußte ich, daß ich an einem anderen Ziele war und wahrheitsgemäß vier und einen halben würde melden müssen, und als ich lächelnd vor mich hinsagte: viereinhalb, sprach eine große und liebevolle Stimme: fünf!« (Böll, 2018, S. 214–220).

Frauen, die schwanger sind, werden auch »guter Hoffnung« genannt. Sie tragen neues Leben in sich, ein Leben, das in aller

Regel über sie hinaus leben wird. Diese Art von Transzendenz ist eine zutiefst menschliche und natürliche. Eine Generation folgt auf die nächste – und sollte im natürlichen Verlauf auch die Vorausgehenden überleben! Erich Fromm hat dies unter seine existenziellen Bedürfnisse gezählt, nämlich die Zukunft schöpferisch zu gestalten (vgl. Kapitel 1.3). Menschen haben sich in der Regel für etwas eingesetzt, sie haben Häuser gebaut, Ziele verwirklicht, die eigenen und auch die der anderen. Erreichte Ziele, aber auch verfehlte Ziele und enttäuschte Hoffnungen. Manches hat sich als Illusion, also als Täuschung und Enttäuschung, herausgestellt.

Ein wunderbarer Text, der allen Mut machen sollte, die hoffen und mit anderen hoffen, andere begleiten, ist der Text »Alles Leben« von Rainer Maria Rilke:

>»Man muss den Dingen
> die eigene, stille,
> ungestörte Entwicklung lassen,
> die tief von innen kommt,
> und durch nichts gedrängt
> oder beschleunigt werden kann,
> alles ist austragen – und
> dann gebären …
> Reifen wie der Baum,
> der seine Säfte nicht drängt
> und getrost in den Stürmen des Frühlings steht,
> ohne Angst,
> dass dahinter kein Sommer
> kommen könnte.
> Er kommt doch!
> Aber er kommt nur zu den Geduldigen,
> die da sind, als ob die Ewigkeit
> vor ihnen läge,
> so sorglos still und weit …

Man muss Geduld haben,
gegen das Ungelöste im Herzen,
und versuchen, die Fragen selber lieb zu haben,
wie verschlossene Stuben
und wie Bücher, die in einer sehr fremden Sprache geschrieben sind.
Es handelt sich darum, alles zu leben.
Wenn man die Fragen lebt,
lebt man vielleicht allmählich,
ohne es zu merken,
eines fremden Tages
in die Antwort hinein.«[19]

Hoffnung stärken bedeutet zunächst, Angst und Trauer zu tra-
gen, zu ertragen. Es ist so wunderbar, im Hospiz die wachsende
Natur, die »Grünkraft«, wie Hildegard von Bingen es ausdrückte,
zu erleben, junge Menschen und Kinder zu erleben, die dem
Sterben ins Angesicht blicken, weinen und lachen – in jedem
Fall aber leben!

Für Menschen am Lebensende ist die Begegnung mit jungen
Menschen in aller Regel schon ein Hoffnungsschimmer. Das
Leben geht weiter. Andere Menschen, Menschen, die sogar vor
dem Sterben nicht davonlaufen, sondern sich ihm zuwenden,
hören mir zu, sind an meinem Leben und Sterben interessiert
und tragen alles weiter. Nichts ist verloren. Ich bin nicht verloren!

---

19 Rainer Maria Rilke schrieb diesen Text an einen jungen Dichter, Franz
Xaver Kappus, am 16. Juli 1903. http://www.rilke.de/briefe/160703.htm
(20.10.2022).

»Ich sehe den ganzen Menschen«, antwortete die Pflegende, die gerade eine Frau in einem körperlich sehr schwierigen und beschädigten Zustand versorgte. Sie war abgemagert bis auf die Knochen, offene Hautläsionen, die Hände und Füße, Arme und Beine in Kontrakturen zusammengezogen. Ich (D. B.) hatte die Pflegende gefragt, wie sie das alles aushalte. »Sie war Tänzerin! Und sehen Sie ihr Gesicht: Sie ist bildschön im Gesicht.« Da huschte ein Lächeln über das Gesicht der ausgemergelten Frau. Und für einen Moment schienen sich alle Lebensgeister in diesem Lächeln zusammenzuschließen. Im Spiegel dieser wertschätzenden Pflegekraft konnte sich diese Frau ganz erleben, mit allem, was sie ausmachte.

Eine besondere Herausforderung stellt in diesem Zusammenhang die Trauerbegleitung dar. Was ist Trost? Was kann denn Hoffnung sein, wenn doch offensichtlich der geliebte Mensch und die gemeinsame Geschichte verloren scheinen?

»Es geht nicht darum, Leiderfahrungen spirituell zu erhöhen und damit zu bagatellisieren. Durch einen schweren Verlust werden Menschen damit konfrontiert, dass nichts beständig ist. Es stellt sich die Frage: Wie kann ich weiterleben und was will ich mit diesem neuen Leben anfangen? Trauer ist nicht ein einziges eingrenzbares Gefühl, sie ist vielseitig, individuell und facettenreich. Wer trauert, befindet sich in einem Prozess, in dessen Verlauf sich die Trauer verändert, und mit ihr wandelt sich das ganze eigene Leben. Gebraucht werden echte Wegbegleiter/-innen. In Zeiten der Trauer brauchen Menschen vor allem Wegbegleiter/-innen, die sie auf ihrem Weg der Trauer mit allen dabei entstehenden Nöten – seien es körperliche, seelische oder eben auch spirituelle – nicht allein lassen. Das Wort ›Trost‹ hängt etymologisch mit dem indogermanischen Wortstamm ›treu‹ zusammen und bedeutet Festigkeit, seelischer Halt, Zuversicht und Ermutigung im Leid. Trösten können diejenigen,

die zuhören und zulassen. Menschen, die einfach da sind, mit-
gehen und auch wiederkommen. Stützend sind Menschen, in
deren Gegenwart Trauernde Zeit, Raum und die Erlaubnis finden, ihre Trauer zu leben und auszudrücken. Genau das tröstet.
Der Tröster im christlichen Sinn ist nach dem Johannes-Evange-
lium (Joh 14,16) der Heilige Geist, der Spirit Gottes, der Geist der
Wahrheit, der treu ist und beim Menschen verbleibt – komme,
was wolle« (Rommé, 2020, S. 33 f.).

Im Lateinischen heißt trösten »consolatio«, wörtlich übersetzt: »Mit-Einsamkeit«. Wer Trost braucht, ist zunächst alleingelassen mit seinem Schmerz und seiner Not. Ein kräftiger Klaps
auf die Schulter hilft in der Situation nicht. Sogenannte »auf-
munternde Worte« sind meist schrecklich und fehl am Platz. Die
Einsamkeit sollte niemand versuchen wegzureden! Wer mit seinem Schmerz allein ist, braucht jemanden, der mit ihm Trauer
und Elend aushält, einen Menschen, der leise in das Haus der
Trauer eintritt und – um im Bild zu bleiben – dort nicht sofort
aufräumen und lüften will. Trost ist weniger eine Handlung als
vielmehr eine Haltung.

Bei einer Radtour durchs Gsiesertal in Südtirol fielen mir
(D. B.) Wegstationen auf. Anders als in katholischen Gegenden
sonst üblich waren hier anstelle eines Kreuzwegs Stationen der
Hoffnung in einem Besinnungsweg zusammengefasst. Es han-
delte sich um Geschichten der Auferstehung, nachösterliche
Texte, die in einem Bild dargestellt waren. Das Weiterleben, das
Weitermachen und auch das Aufstehen nach einer Trauersituation wurden thematisiert. Mich beeindruckte die Geschichte
der Begegnung der Emmausjünger mit Jesus.

»Und siehe, zwei aus ihnen gingen an demselben Tage in einen
Flecken, der war von Jerusalem sechzig Feld Wegs weit; der
Name heißt Emmaus. Und sie redeten miteinander von allen die-
sen Geschichten. Und es geschah, da sie so redeten und befrag-

ten sich miteinander, nahte sich Jesus zu ihnen und wandelte mit ihnen. Aber ihre Augen wurden gehalten, daß sie ihn nicht kannten. Er sprach aber zu ihnen: Was sind das für Reden, die ihr zwischen euch handelt unterwegs, und seid traurig?

Da antwortete einer mit Namen Kleophas und sprach zu ihm: Bist du allein unter den Fremdlingen zu Jerusalem, der nicht wisse, was in diesen Tagen darin geschehen ist? Und er sprach zu ihnen: Welches? Sie aber sprachen zu ihm: Das von Jesus von Nazareth [...].

Wir aber hofften, er sollte Israel erlösen. Und über das alles ist heute der dritte Tag, daß solches geschehen ist. Auch haben uns erschreckt etliche Weiber der Unsern; die sind früh bei dem Grabe gewesen, haben seinen Leib nicht gefunden, kommen und sagen, sie haben ein Gesicht der Engel gesehen, welche sagen, er lebe. Und etliche unter uns gingen hin zum Grabe und fanden's also, wie die Weiber sagten; aber ihn sahen sie nicht. [...] Und sie kamen nahe zum Flecken, da sie hineingingen; und er stellte sich, als wollte er weitergehen. Und sie nötigten ihn und sprachen: Bleibe bei uns; denn es will Abend werden, und der Tag hat sich geneigt. Und er ging hinein, bei ihnen zu bleiben. Und es geschah, da er mit ihnen zu Tische saß, nahm er das Brot, dankte, brach's und gab's ihnen. Da wurden ihre Augen geöffnet, und sie erkannten ihn. Und er verschwand vor ihnen. Und sie sprachen untereinander: Brannte nicht unser Herz in uns, da er mit uns redete auf dem Wege, als er uns die Schrift öffnete?«[20]

Für mich als christliche Theologin bezieht sich die Hoffnung natürlich auf den auferstandenen Christus, dennoch weist die Geschichte selbst schlicht auf die neue Hoffnung nach einer

---

20 Lukasevangelium, 24, 13–32; Lutherbibel, 1912; www.bibel-online.net/
buch/luther_1912/lukas/24/#13 (03.10.2022).

Trauersituation, nach einem Verlust oder Zerbrechen eines Lebensentwurfs. Sie beschreibt eine zwischenmenschliche Begegnung, die hilft, die Trauer anzusehen, zum Ausdruck zu bringen und dadurch schrittweise zu verarbeiten. In der Passage des Evangeliums sind zwei Menschen auf dem Fußweg, gedrückt durch Trauer. Sie finden sich zu zweit zusammen, in einer Art »Trauergruppe«. Sie versuchen, sich gegenseitig zu stützen. Sie sprechen und tauschen ihre Erinnerungen aus. Und ein Dritter gesellt sich dazu, fragt nach, hört aktiv zu, interessiert sich für das, was sie bewegt. Behutsam setzt er seine eigenen Deutungen daneben. Zwanglos geht er den Weg mit. Vorbehaltlos setzt er sich dann mit den beiden an den Tisch. Manche seiner Gesten erinnern die beiden Trauernden an vorausgehende Hoffnungserlebnisse: gemeinsames Essen, Gesten des Brotteilens; der Verstorbene wird in der Erinnerung lebendig. Schließlich scheint es den beiden so, als wäre der Verlorene, das Verlorene wieder mitten unter ihnen. Die Trauer öffnet sich einer neuen Hoffnung, und ihr Blick richtet sich nach vorn. Sie machen sich auf den Weg, um das, was sie an Positivem erlebt haben, mit anderen zu teilen.

Es kann sehr hilfreich sein, über solche Stationen der Hoffnung zu meditieren. Trauernde könnten daraus neue Kraft schöpfen. Dabei ist es wichtig, an den schweren und belastenden Gefühlen des spirituellen Schmerzes, an Trauer, Aggression, Wut, Zweifel, Misstrauen, nicht vorbeizueilen, sondern gerade diese Gefühle zuzulassen und ernst und wahrzunehmen. So können sich im behutsamen Zuhören und Deuten Stationen des Aufstehens entwickeln und persönlich gestalten. Diese neue Kraft nutzt die Energie der »negativen« Gefühle und intensiviert sie zu neuer Hoffnung, Ermutigung und Zuversicht.

Wir möchten diese Gedanken zur Hoffnung schließen mit einem Text des evangelischen Theologen und Widerstandskämpfers im Nationalsozialismus Helmut Gollwitzer (1988):

»Die Nacht wird nicht ewig dauern.
Es wird nicht finster bleiben.
Die Tage, von denen wir sagen,
sie gefallen uns nicht,
werden nicht die letzten Tage sein.
Wir schauen durch sie hindurch
vorwärts auf ein Licht
zu dem wir schon jetzt gehören
und das uns nicht loslassen wird.«

3 Best Practice: Spirituelle Begleitung in der stationären Altenhilfe

Wozu bin ich denn noch da? Hat Gott mich vergessen? Was bleibt von mir? Mit solchen oder ähnlichen Fragen werden Mitarbeitende in der Alten- und Krankenpflege, in der Hospiz- und Palliativarbeit in ihrem täglichen Arbeitsfeld von Bewohner:innen konfrontiert.

Mit ihrem spirituellen Schmerz kommen Menschen auf uns zu, öffnen sich und wollen sich mitteilen. Diese Suchbewegung und Sehnsucht der Menschen ist Kennzeichen spiritueller Bedürfnisse, die ebenso wie die körperlichen Versorgungswünsche sorgsam bedacht werden wollen. Neben psychischer, sozialer, pflegerischer und medizinischer Begleitung braucht es deshalb dringend Konzepte für spirituelle Begleitung – auch und gerade in den Einrichtungen des Gesundheitswesens und der Pflege.

Fragen nach dem Sinn des Lebens und danach, was einen trägt, werden nicht nur in Krisenphasen, wie etwa beim Neueinzug, beim Versterben einer Mitbewohnerin oder im Sterbeprozess wichtig, sondern mitten im Alltag. Oft wird das Thema beiläufig und wie nebenbei angeschnitten. Lassen Sie uns an dieser Stelle nochmals ein Beispiel ausführen:

Frau J. lebt seit zwei Monaten im Heim. Anfänglich war sie sehr froh gewesen, einen neuen Platz zum Leben gefunden zu haben, wo sie gut aufgehoben war. Sie nahm regen Anteil an den Angeboten des Hauses. Gerne kleidete sie sich schick und ließ sich in die Cafeteria bringen. Als an einem Morgen die Pflegerin fragt, was sie denn heute anziehen möchte, bekommt sie zur Antwort: »Ist doch egal, es interessiert doch eh niemanden mehr, wie ich aussehe.« Ihr Erleben verdüstert sich zu dem furchtbaren Satz: »Ich bin nicht mehr von Interesse!« In der Folge ängstigt eine fortschreitende Demenz Frau J. Sie hat Sorge, sich selbst und ihre Persönlichkeit zu verlieren. Für andere würde sie in diesem Zustand unwichtig werden! Da sie selbst vergisst, so denkt sie, wird sie sicherlich auch von den anderen vergessen! Die Pflegerin spricht mit Frau J. über diese Angst. Sie beschwichtigt nicht, sie nimmt den Schmerz nicht weg. Vor allem aber: Sie bleibt und hält die Frau in ihrer Angst und ihrem Verlustschmerz aus. Im Gespräch findet Frau J. dadurch eine Erklärung für ihre Lustlosigkeit und ist mit ihren Gedanken nicht mehr allein gelassen.

Was dabei geschieht, erfasst eine tiefere Dimension ihres Seins. Frau J. kann in dieser Begegnung erfahren, dass sie ernst genommen wird. Sie kann sich geborgen fühlen in ihrer Not. Sie erlebt ganz konkret in dieser Begegnung inmitten des getakteten Pflegealltags, dass ihr Leben einen Sinn hat. Das wird existenziell dadurch erfahrbar, dass die Pflegekraft bei ihr bleibt, spürt und spürbar wird. Der Pflegekraft ist es nicht egal, wie es der Bewohnerin geht! Welch wichtiger Aspekt spiritueller Begleitung!

Der Gesprächsbedarf bei Bewohner:innen von Pflegeeinrichtungen, verbunden mit dem Wunsch nach individueller spiritueller Begleitung, ist sehr groß. Und nicht selten brauchen auch die Angehörigen eine adäquate Begleitung. Ebenso wie die Bewohner:innen stellen sie sich die Sinnfrage und werden von einem schlechten Gewissen geplagt, weil sie das Gefühl haben, die Angehörigen im Stich gelassen zu haben.

Jeder Mensch – unabhängig davon, ob er religiös ist oder nicht – gerät in Situationen, in denen er über sich selbst, sein Leben, seine Werte nachdenkt. »Wer bin ich? Wozu und für wen

lebe ich? Wo komme ich her? Wo gehe ich hin?« Solches Nach-
spüren, Nachdenken und Deuten des eigenen Lebens geschieht
auf dem Hintergrund dessen, was Menschen in ihrem Leben
wichtig ist. Und es geht immer um höchst individuelle Facet-
ten, abhängig von Person und Biografie, geprägt von Konfession,
Religion oder weltanschaulichem Hintergrund. Mit diesen Fragen um das Selbstverständnis suchen Menschen Kontakt und
Begegnung. Sie wollen sich mitteilen und suchen für sich persönlich stimmige Antworten. Wir haben diese Prozesse im ersten Teil unseres Büchleins beschrieben. Der Begriff »Spiritualität« hat mit dem, was Menschen »heilig« ist, zu tun.

Meist sind für die Bewohner:innen die Personen, welche täglich bei ihnen sind – die Pflegenden, Betreuungsassistent:innen,
die Stationshilfen –, das gesuchte Gegenüber. Ihnen, sozusagen
den »Erstbesten«, vertrauen sie ihre existenzielle Not an.

Wie lassen sich nun diese »Erstbesten« gut auf derartige Situationen vorbereiten? Kann es gelingen, sie zu einer »spirituellen
Erstversorgung« zu befähigen?

Um die Mitarbeitenden bei dieser Herausforderung zu unterstützen und sich insgesamt der Aufgabe zu stellen, Bewohner:in-
nen in dieser Lebensphase spirituell zu begleiten, initiierte die
Hilfe im Alter gGmbH im Jahr 2016 ein Modellprojekt für ihre
Einrichtungen in München. Ziel war es, die spirituelle Begleitung in den Einrichtungen besser umzusetzen, die Vernetzung
mit der ortsansässigen Gemeindeseelsorge zu intensivieren und
auch Mitarbeitende dazu zu befähigen, die spirituelle Dimension von Palliativversorgung bewusst zu gestalten.[21]

---

21 Durch die Initiative des Einrichtungsleiters des Evangelischen Pflege-
zentrums in München und Prokuristen Dirk Spohd wurde das Projekt
angestoßen und von Dorothea Bergmann umgesetzt und begleitet. Die
Kurse zur Ausbildung als spirituelle Begleiter:innen wurden in enger
Kooperation zwischen D. Bergmann und E. Öxler (Altenheimseelsorge
Dekanat München) entwickelt und durchgeführt.

In den letzten Jahren wurden seither 32 Betreuungsassistent:innen aus den zehn stationären Einrichtungen der Hilfe im Alter gGmbH (Innere Mission München) in diesen Themen über fünf Tage geschult. Dabei war ein zentraler Punkt, für spirituelle Bedürfnisse zu sensibilisieren, sie wahrzunehmen und ein Handwerkszeug zu erlernen, um mit solchen Fragen und Aussagen umzugehen. Zum Lehrgangskonzept gehört es auch, zu lernen, wie Menschen in außergewöhnlichen Bewusstseinszuständen (z. B. Terminalphase des Sterbens) oder mit demenzieller Erkrankung spirituell begleitet werden können.

Um auch die anderen Mitarbeitenden zu informieren, wurden Einführungstage angeboten, in denen vermittelt wurde, was Spiritual Care bedeutet. Ein weiteres Anliegen dieser Veranstaltungen war es, alle Mitarbeitenden sensibel für solche Themen und Aussagen von Bewohner:innen zu machen. Auf diese Weise wurde ein gemeinsamer Lernprozess initiiert, wie man mit solchen Fragen, die häufig so unvermittelt und scheinbar nebenbei daherkommen, umgehen kann. Das Projekt entwickelte also eine Art »Erste Hilfe« für das spirituelle Bedürfnis, um dann an die »spirituellen Begleiter:innen« (Beschäftigungskräfte), Hospizhelfer:innen, Seelsorgenden usw. weiterzuvermitteln.

Die Projektziele waren:
- Förderung von Kompetenzen in Spiritual Care;
- Förderung seelsorgerlicher Kompetenz von Mitarbeitenden;
- allgemeine Sensibilisierung für dieses Thema innerhalb der Einrichtungen;
- Intensivierung der Vernetzung mit den Kirchengemeinden und anderen Glaubensgemeinschaften, um religiösen, rituellen Bedarf von Bewohner:innen erfüllen zu können.

Viele bereichernde Erfahrungen gäbe es an dieser Stelle zu berichten. Was wurde in diesem Arbeitsprozess aber für alle deutlich?

In erster Linie ist Zuhören mit allen Sinnen wichtig. Selten sind kluge Lösungsvorschläge hilfreich oder erforderlich, ganz im Gegenteil entdeckt der Mensch diese meist selbst, und zwar in der Begegnung mit einem achtsam und sorgfältig zuhörenden Gegenüber. Für die Begleitenden geht es vielfach darum, sich als eine Art »Resonanzkörper« zur Verfügung zu stellen, damit die innersten Bedürfnisse eines Menschen ans Licht, ja, in diesem Resonanzraum zum Klingen kommen können.

Das geflügelte Wort »dem anderen die Wünsche von den Augen ablesen« hat im Pflegealltag eine besondere Dimension. Häufig können sich die Menschen sprachlich nicht mehr artikulieren. Hier ist Empathie mit allen Sinnen gefragt. Jede kleine, körpersprachliche Regung gilt es besonders wach aufzunehmen, um das Gegenüber verstehen und begleiten zu können. Da zu sein und einen Moment lang innezuhalten, intensiven Augenkontakt zu suchen, bewusst wahrzunehmen, was im Raum vor sich geht, und dies auch anzusprechen: All das ermöglicht Begegnung.

Spirituelle Begleitung bzw. »spirituelle Pflege« bedeutet also:
- sich langsam annähern;
- beobachten;
- ausprobieren, was dem Gegenüber guttut;
- Distanz wahren, das heißt, sich nicht aufdrängen;
- Nähe anbieten;
- und vor allem das, was sich zeigt und da ist, nicht übergehen oder gar »überrollen«.

Derartige Haltungen, die jedem Menschen guttun, sind besonders für Menschen im hohen Alter wichtig, wenn es darum geht, eine Lebensbilanz zu ziehen.

Der Einsatz der so geschulten »spirituellen« Begleiter:innen bzw. der Mitarbeitenden mit dieser zusätzlichen Kompetenz macht es möglich, diese Haltung ganz selbstverständlich im

Umgang mit den Bewohner:innen sowie ihren An- und Zugehörigen zu praktizieren. Die Implementierung und bewusste Umsetzung von spiritueller Begleitung unterstützt und ermutigt Mitarbeiter:innen in der Pflege, diese Haltung zu entwickeln, und sensibilisiert sie dafür, mit der spirituellen Dimension des Handelns und Redens im Alltag zu rechnen. Dadurch wird es möglich, dass diese Themen gerade am Ende des Lebens den nötigen Raum erhalten und eine würdevolle Begleitung und palliative Versorgung bis ans Lebensende weiterentwickelt und gefördert werden.

Inzwischen sind in mehreren Einrichtungen »spirituelle Begleiter:innen« fest in den Pflegealltag integriert. Sie werden von den anderen Pflegenden im Einzelfall gebeten, Bewohner und Bewohnerinnen, welche gerade eine existenzielle Frage oder ein spirituelles Bedürfnis haben, intensiver zu begleiten. Im Rahmen der Einzelbetreuung ist Zeit vorgesehen, empathisch und individuell darauf einzugehen.

Im Stationsalltag begleiten diese speziell geschulten Beschäftigungskräfte die Menschen in den Einrichtungen zum Beispiel durch Rituale wie ein Gebet oder eine Gedenkminute für einen Verstorbenen, etwa beim gemeinsamen Mittagessen oder bei der Verabschiedung eines verstorbenen Bewohners zusammen mit den Angehörigen und dem Team am Bett des Verstorbenen, und vieles mehr.

Dabei ist für Pflegende und auch Beschäftigungskräfte das Element der »seelsorgerlich-spirituellen Diagnostik« ein entscheidendes Instrument.

Was braucht der Bewohner gerade? Und wer kann bzw. sollte ihm das ermöglichen? Ist hier das intensive Gespräch hilfreich, reicht die »Erstversorgung« durch die vertraute Pflegekraft? Oder sollte der oder die konfessionell entsprechende Seelsorgende geholt werden? Braucht es einen Priester oder Geistlichen einer anderen Religion? Wichtig ist natürlich auch, dass die Beschäftigungskräfte ihre eigenen, persönlichen Grenzen selbst gut einschätzen lernen. Die interne Seelsorgerin unterstützt dabei durch regelmäßige Supervision bzw. Coaching. Es gehört zum Auftrag der Fachstelle Seelsorge, alle Beteiligten bei diesem täglichen Tun zu unterstützen, sie zu beraten, mit ihnen zu reflektieren und etwaige Fragen mit ihnen zu bearbeiten.

Wesentlich im Projekt und der Umsetzung ist der enge Kontakt aller Aktiven zu den kirchlichen Gemeinden vor Ort, auch zu den anderen Glaubensgemeinschaften. Durch die Sensibilisierung für spirituelle Themen steigt der Bedarf auch an konfessionell und religiös gebundener Seelsorge über die Gesprächsangebote der Einrichtungen hinaus.

Ein Fachtag im November 2018 war ein weiterer Mosaikstein, um das Thema in den Einrichtungen zu verfestigen. Unter dem Titel »Meine Seele will sich nicht trösten lassen …« lag dabei der Schwerpunkt der Fragestellung auf der Begleitung der Angehörigen. 120 Mitarbeitende aus allen Einrichtungen der Hilfe im Alter gGmbH nahmen am Fachtag teil und näherten sich dem Thema mit Vorträgen und Workshops an, welche auch von kooperierenden Einrichtungen und deren Mitarbeitenden gestaltet wurden.[22]

Die Schulungen »Spirituelle Begleitung und Seelsorge« werden nun regelmäßig alle ein bis zwei Jahre in den Einrichtungen der Hilfe im Alter angeboten und stehen auch den externen Kooperationspartnern offen. Seit 2019 folgen auch andere Einrichtungen der Diakonie diesem Modell und nutzen die in München gemachten Erfahrungen.

---

22 Die genannten Schulungen fanden in enger Kooperation zwischen Diakonie und verfasster Kirche statt. Die Projektleitung hatte die Fachstelle Spiritualität – Palliative Care – Ethik – Seelsorge der Diakonie München und Oberbayern. Die Kurse wurden zusammen mit der Beauftragten für die Altenheimseelsorge im Dekanat München durchgeführt.

Frau L. durfte so sein, wie sie eben war. Das war möglich, weil
niemand versucht hat, ihr das, was sie tatsächlich bekümmerte,
auszureden. Auch versuchte niemand, ihr die für sie so schlimme
Situation schönzureden. Sie war sehr unglücklich, im Heim gelan-
det zu sein!

Der Schmerz lag darin, dass sie ihr Vertrautes, ihr Zuhause,
hatte aufgeben müssen, all das, wo sie sich wohlgefühlt hatte.
Und der Schmerz äußerte sich u.a. darin, dass sie die Koffer
unausgepackt unter das Bett geschoben hatte. Sie verweigerte es,
hier ein Gast zu sein oder gar heimisch zu werden! Behutsam und
liebevoll konnten die Pflegenden dieses »Unglück« mittragen. Sie
haben nicht versucht, die Bewohnerin zu erziehen, sie eines Bes-
seren zu belehren oder sie zu irgendetwas zu überreden.

Weil Frau L. so respektiert und begleitet wurde, konnte auch
eine Linderung und Heilung ihres spirituellen Schmerzes geschehen. Nach und nach fasste sie Vertrauen und ließ sich auf die für
sie neue Umgebung ein – und damit verbunden auch auf die
neuen Beziehungen. Schritt für Schritt kam ihre Lust zu leben
zurück. Genauso packte sie etwas später ihren Koffer aus und
richtete sich in ihrem Zimmer ein. Dort lebte sie schließlich noch
sieben Jahre und wurde zu einer markanten, für alle sichtbaren
Persönlichkeit in der Einrichtung. Ein zweites Mal kam schließlich spiritueller Schmerz – diesmal allerdings für die Pflegenden,
die sie liebgewonnen hatten, als sie sie schlussendlich gehen
lassen mussten.

So sind die spirituellen Bedürfnisse ebenso wie die körperlichen Versorgungswünsche sorgsam zu beachten. Neben psychischer, sozialer, pflegerischer, medizinischer Begleitung braucht
es spirituelle Begleitung. Diese kann sich an den Grundlagen
des Menschseins orientieren.

Es ist so wichtig, dass Menschen sich gesehen fühlen. In der
Begegnung, im intensiven Ansehen eines Menschen erfährt der

Mensch Ansehen. Dies ist für die persönliche Identität äußerst wichtig und begründet die Erfahrung würdiger Behandlung.

Da sein dürfen und im Kontakt zu einem achtsamen, dem Eigenen und dem anderen Raum gebenden Gegenüber der zu werden, der man ist: Das ist ganz im Sinne von Martin Bubers dialogischem Prinzip (1984, 1997) der Weg, sich mit einem spirituellem Schmerz einem Du, einem Gegenüber anzuvertrauen.

Hilfreich für den praktischen Alltag können die oben beschriebenen Modelle sein. Wenn sich die Fragen nach Identität (Wer bin ich?), Beziehung zur Umwelt (Für wen und für was lebe ich?) und Transzendenz (Woher komme und wohin gehe ich?) stellen, dann können diese Modelle helfen, je nachdem, wo der spirituelle Schmerz verortet wird, um Menschen zu begleiten, die unter diesen Fragen schmerzlich leiden.

Dabei verdeutlicht das Modell von Petzold besonders gut, wie die Frage nach der Identität als spirituelle Schmerzerfahrung alle Ebenen der Identität betrifft (siehe Kapitel 1.4). So kann der Begleitende, ganz gleich, wo angesetzt wird, unterstützen. Dabei ist natürlich klar, dass Begleitung in dieser Situation »nur« eine Linderung sein kann, teilweise oder auch nur phasenweise gelingen kann. Schlichtes Dasein und Mitaushalten kann helfen, mit der existenziellen Leere zu leben. Es geht hier ganz besonders um grundsätzliche Haltungen, um Einstellungen.

Grundhaltungen sind:
- Das Ich wird am Du zum Ich!
- Ich darf die oder der sein, die oder der ich eben bin!
- Es ist häufig ein erster Schritt, mich wieder in Beziehung zu mir und auch zu meiner Umwelt zu setzen. Plötzlich kann sich dadurch wieder so etwas wie Sinnerleben einstellen.
- Die vielleicht flüchtige Begegnung mit einer Begleiterin kann unmittelbar fassbar und greifbar machen, dass es doch jemanden gibt, dem es nicht egal ist, ob und wie und wozu ich überhaupt da bin.

Das natürlich stark christlich-theologisch-philosophische Modell von Bonaventura kann einen Horizont für alle spirituellen Aspekte auftun. In den von uns beschriebenen neun Schritten können sich sicherlich auch Menschen wiederfinden, die sich für eher agnostisch oder areligiös halten. In der Begleitung ist weniger häufig mehr: jemandem einen kurzen Impuls zu geben, die Natur wieder wahrzunehmen oder den Wind auf der Haut zu spüren, Musik bewusst zu hören. Es kann ganz einfach sein.

Das Projekt der Hilfe im Alter gGmbH erfuhr nach gut fünf Jahren eine Verstetigung dadurch, dass in drei der Einrichtungen Fachstellen geschaffen wurden (Teilzeit von zehn bis zwanzig Wochenstunden), um Spiritual Care zu implementieren bzw. diesen Ansatz von Palliative Care zu verfestigen. Die Stellen wurden durch die Unterstützung der Evangelischen Landeskirche Bayern finanziert und standen zusätzlich zum üblichen Pflegeschlüssel zur Verfügung.

Zwischenzeitlich wurde allerdings diese Unterstützung beendet und das Projekt muss nun allein auf Initiative der Einrichtungen weitergeführt werden. Die Form ganzheitlicher Begleitung hat sich sehr bewährt, auch weil sie die Mitarbeitenden selbst trägt, hält und daher auch motiviert. Denn nicht nur die Bewohner:innen sind spirituellen Schmerzen ausgesetzt. Auch die Mitarbeitenden vermissen es manchmal sehr schmerzlich, ihrer intrinsischen Motivation und ihrem ursprünglichen Impuls zu folgen – nämlich Menschen zu unterstützen und zu begleiten und für sie in ihrer Not präsent und ansprechbar zu sein. Es braucht eine »Nahrung für die Seele« der Begleiter:innen ebenso wie für die, die begleitet werden!

Was uns groß und einzigartig sein lässt, sind die Menschen, die wir im Kontext unserer Arbeit begleiten, und was diese Menschen selbst wieder groß und wichtig werden lässt, ist die aufmerksame Begleitung durch ein offenes, allparteiliches wohlwollendes Gegenüber!

4 Palliation spiritueller Schmerzen?

Ohne Palliative Care gäbe es wohl keine »spirituelle Sorge«, denn die internationale Begriffsbestimmung durch die WHO führte dazu, dass der naturwissenschaftliche, rein biologistisch verstandene Begriff der gesundheitlichen Sorge sich allgemein und fachlich weitete. Spiritueller Schmerz ist auf diesem Weg ein Teil des ganzen Leides und des ganzen Schmerzes – und somit auch der ganzen Sorge geworden. Cicely Saunders' »Total pain«-Konzept führt zur »total care«, einer Sorge, die auch die Sorge für die Sorgenden selbst mit einschließt.

Dem beschriebenen spirituellen Schmerz gilt es nicht auszuweichen, ihn nicht zu ignorieren oder gar zu betäuben. Diesem Schmerz gilt es zu begegnen.

Cicely Saunders sagte 2003 in einer Vorlesung: »[…] weder kann alles Leiden weggewischt noch mit Medikamenten behandelt werden. Es kann jedoch umgewandelt werden in Schätze der Dunkelheit […] Trauerarbeit ist in mancherlei Hinsicht schwieriger als das Sterben. Spiritueller Schmerz ist eine herausfordernde Realität« (Saunders, 2009, S. 79 f.). Für Saunders ist das emotionale Leiden Teil eines ganzheitlichen Schmerzes.

Die Aufklärung hat uns besonders in Europa eine strikte Trennung von Naturwissenschaft und Religion beschert – ganz anders als in den nordamerikanischen Fachwelten. Dort ist die Verbindung zwischen Psychologie, Psychotherapie und Spiritualität nicht nur kein Problem, sondern wird ganz unbefangen und offen genutzt. Dies ist im Besonderen in der medizinischen

Welt ein deutlicher Unterschied zur europäischen strikten Trennung und Absonderung.

Der Segen der Aufklärung liegt sicherlich in einer klaren Abgrenzung zu einer magisch-spiritistischen Weltdeutung hin zu einer rational begründbaren Intervention bzw. Behandlung. Die Entmachtung des Klerus, der religiösen Deuter, die nicht selten be- und verurteilten, ist ohne jeden Zweifel ein Segen.

Allerdings, und hier liegt sozusagen ein Fluch dieser Entwicklung: Die Ganzheit des Menschen ist eben mehr als die Summe seiner Teile, insbesondere mehr als seine Physis, die zerlegbar, analysierbar und durchdringbar geworden ist, ohne auf abergläubische Rituale und Praktiken angewiesen zu sein. Die Ärzte und Ärztinnen als rein naturwissenschaftlich Behandelnde übernahmen wohl nicht von ungefähr den Ruf der »Götter in Weiß«, die sich ihrerseits schwertun, mit den zu Behandelnden auf Augenhöhe zu kommen. Diese Art des Medizinverständnisses ist stark in ihren Apparaten, in ihrer Präzision, in ihrer chemisch berechenbaren Wirkung – freilich ist es Teil des Allgemeinwissens, dass es noch andere Kräfte gibt und dass Heilung etwas Umfassenderes meint.

Fehlt also ein umfassenderes Verständnis von Medizin, wird man Palliative Care nicht verstehen und praktizieren können. Dies ist auch ein Hintergrund für die in Deutschland spürbare Auseinandersetzung um Palliativmedizin und Hospizarbeit, Begriffe, die dasselbe meinen und doch nicht eins sein können.

Die seit der Aufklärung erfolgreich »zerlegte« Welt, die auf rationale Durchdringung und Erklärung setzt, begegnet mit dem Konzept von Palliative Care der Herausforderung einer Re-Integration von Spiritualität und natürlich auch psychosozialer Prozesse. Das Ringen wird sicherlich noch lange andauern.

Die vielleicht noch größere Auseinandersetzung muss darauf folgen: Der Mensch und sein Schicksal kann nicht allein dem ökonomischen Diktat unterworfen werden. Das Leiden, das allein aus dieser unsäglichen Entwicklung der letzten Jahrzehnte erwachsen ist, braucht eine systematische Antwort.

Wie selbstverständlich erscheint in manchen Gegenden die Verbundenheit der Menschen mit der Natur, verknüpft mit der Dimension eines grundlegenden Wissens, dass sich Leben einer höheren Macht verdankt. Vielen Menschen auch in Europa scheinen Schicksale nicht einfach willkürlich zu sein. Sie wissen um Orte oder gar eine Adresse, an die sie sich mit spirituellem Glück ebenso wie mit spirituellem Schmerz wenden können. Welche Bezeichnung diese »transzendenten Orte« dann auch immer finden mögen – im christlich geprägten Kontext benutzen wir den Begriff »Gott«, in anderen Religionen andere Wörter –, wesentlich ist, dass sich Menschen auf der Suche nach dem Sinn befinden.

Auf dem Weg durch die Obstanbaugebiete am Bodensee oder die oberbayerische Voralpenlandschaft entdecke ich (D. B.) immer wieder Wegkreuze, Gedenktafeln oder Kapellen am Wegesrand. Sie zeigen die tiefe Verbundenheit der Menschen vor Ort mit der Natur. Mitten in der Obstplantage wird deutlich, dass sich Leben und Essen und Trinken einer höheren Macht verdanken. Transzendenz gehört zum Alltagsgeschehen wie die Pflege der Obstbäume, ihre Pflanzung und die Ernte.

Kurze Sprüche an diesen Marterln spiegeln die spirituellen Anliegen der Menschen wider, die dort leben. Bilder Verstorbener oder Verunfallter, Hinweise auf gelebtes Leben lassen die spirituelle Not oder auch Frage, den Schmerz erahnen, und dennoch spiegeln diese Wegkreuze und Marterl einen gewissen Frieden wider. Die Erfahrung oder Hoffnung, dass es einen über uns hinausweisenden Ort geben könnte, an dem unseren spirituellen Schmerzen Heilung zuteilwird.

5 Ein Ausblick

Es gibt Geschichten, die sich in Familien immer wieder vollziehen und wiederholen. Dabei denken wir an Lebensmuster, die sich über Generationen vererben. Wir vermuten, dass es auch solch eine Art spirituelles Schmerzgedächtnis gibt. Wir beobachten, dass Menschen immer wieder in denselben Schmerz zurückfallen, obgleich sie bereits andere und weiterführende Lebenserfahrungen machen konnten.

Eine Bekannte hatte das Gefühl, von allen Menschen um sich herum, von der Organisation, in der sie arbeitete, ständig benachteiligt zu werden. Obwohl sie durchaus auch anderes erlebt hatte, fiel sie immer wieder in dieses Gefühl zurück. Verbunden damit war eine tiefe Kränkung, nämlich das Gefühl, nichts wert zu sein. Aus dieser Verstrickung nicht herauszukommen, belastete sie schwer. Es wollte ihr einfach nicht gelingen. Es fiel schließlich auf, dass sich in der Familiengeschichte dieser Schmerz wiederholte. Ihre Mutter war alleinerziehend, da sie vor der Heirat schwanger geworden und der Vater im Krieg geblieben war. Obwohl die Bekannte eine durchaus gute Beziehung und Bindung zu ihrer Mutter hatte, übertrug sich offensichtlich das Lebensgefühl, im Stich gelassen zu sein, von einer Generation auf die nächste.

Ich (J. R.) habe in einer viele Jahre andauernden Arbeit in einer Psychodrama-Gruppe dem Lebensgefühl meines früh verstorbenen Vaters nachgespürt. Immer wieder spürte ich eine große

Traurigkeit, die ich tief in mir verschloss. Ich hatte eigentlich keine Ahnung, woher diese Traurigkeit kam. Nicht zuletzt die »Arbeit mit meinem verstorbenen Vater«, der 1925 in große Armut hineingeboren wurde, hat mich vieles gelehrt. Nach wenigen Jahren der Schulbildung bereits mit 13 Jahren mitverantwortlich für den Lebensunterhalt der Familie, dann als unbedeutendes Dorfmitglied schnell in den Zweiten Weltkrieg geschickt, wurde er in Krieg und langjähriger sibirischer Gefangenschaft schwerstkrank. Er erholte sich auch nicht mehr von dieser Not. Mit 51 Jahren starb er an den Folgen dieser Erkrankungen. Seinen Wegen und seinen Gefühlen nachzugehen, vielleicht sogar seinen Fragen nach dem Sinn eines solchen Leidens, erklärte das Trauergefühl. Ich kann auch heute noch nicht sagen, dass dieser Schmerz gestillt wäre!

Das Thema Schuld und schuldig werden ist ein Lebensthema in meiner Biografie (D. B.). Lange blieb mir verborgen, was dieser fast trotzig wiederkehrenden Thematik immer wieder so viel Macht gab. Bis ich in meiner Ausbildung zur Gestalttherapeutin einen Schlüssel fand, weil ich mich an die von meinem Vater immer wieder geschilderte Geschichte erinnerte. In seiner Tätigkeit als junger Gemeindepfarrer in einer ärmlichen Landgegend machte er viele Hausbesuche. Direkt nach dem Krieg war das Überleben – besonders für Säuglinge – nicht immer gesichert. Bei einem dieser Hausbesuche hatte er einem Säugling über die Wange gestrichen. Das Kind verstarb am frühen Kindstod, aber mein Vater fühlte sich irgendwie schuldig. Genährt war diese Bereitschaft, sich schuldig zu erleben, sicherlich auch durch die verheerenden Folgen der Kriegszeit und auch die Gesamtschuld des Volkes. Dieses Schuldgefühl hat meinen Vater verfolgt, er litt zeitlebens unter diesem Schuldvorwurf, den er sich selbst machte. Das setzte sich fort, denn er schrieb sich solche Verantwortlichkeiten immer weiter zu. Den Suizid eines Mannes, der einige Tage vorher mit ihm im Gespräch gewesen war, schrieb er sich und seinem Verhalten zu.

Er konnte nicht anders: Er fühlte sich schuldig, ohne rational einen Zusammenhang herstellen zu können. Und irgendwie scheint sich dieses Gefühl des Schuldseins vererbt zu haben, zumindest plagt mich und auch meine Geschwister ein hohes, fast »Über-Verantwortungsgefühl«, mindestens aber die Sorge, für alles, was um uns herum geschieht, verantwortlich zu sein – auch wenn kein Zusammenhang erkennbar und nachweisbar ist.

Dies sind einige persönliche Beispiele für ein womöglich existierendes spirituelles Schmerzgedächtnis, das Generationen überdauern kann.

Wie in solchen Situationen begleiten? Es sind ja oft tief eingekerbte Erfahrungen in Familien, die immer wieder ein lange zurückliegendes Geschehen nacherleben lassen und verstärken. Die Folge ist häufig das Gefühl, von der Welt und Gott verlassen zu sein, schuldig zu sein, sich entschuldigen zu müssen. In jedem Fall benötigen solche Erfahrungen viele positive Gegenerfahrungen, um diesen tief sitzenden Familienschmerz zu relativieren, damit sich langsam ein anderes Lebensgefühl, eine andere Gefühlswelt und damit Vertrauen ins Sein, ausbreiten kann. »Die Suche nach dem, was in der Tiefe heilt, muss mindestens so tief greifen wie die einstige krankmachende Not« (Renz, 2006, S. 53).

Wir sind am Ende unserer Überlegungen und Auseinandersetzungen mit dem Phänomen spiritueller Schmerzen wieder am Anfang. Wir geben unserer Hoffnung Ausdruck, dass diese Schmerzen ebenso wie die meist vordergründigen physischen Schmerzen wahr- und ernst genommen werden. Wir hoffen auf den weiteren Ausbau multiperspektivischer, multi- und transprofessioneller Palliative Care, einer Sorge, die nicht nur eindimensional denkt.

»Das Spirituelle braucht Räume, Stille-Zeiten, Sensibilität und Atmosphäre, in denen das Unsagbare wahr und gegenwärtig sein darf, in denen das Wort Gott ausgesprochen werden darf oder auch im ehrfürchtigen Schweigen Raum erhält. Räume, wo ein religiöses Zeichen gewagt, ein Gebet formuliert wird. Eine Umgebung, die an den Grenzen des Hoffnungslosen immer wieder versucht, aufzustehen in eine Hoffnung hinein, vielleicht nicht einmal mehr wissend, woraus man denn hoffen soll – und damit offen – offen hoffend« (Renz, 2006, S. 49).

Vor allem aber sind wir voller Hoffnung im Blick auf die vielen Menschen, die trotz schwieriger Umstände in der Versorgung von Schwerstkranken und Sterbenden tagtäglich ihre ganze Kraft, ihre Liebe und Hoffnung einsetzen, um der großen spirituellen Not zu begegnen.

»Und ich sah einen neuen Himmel und eine neue Erde;
denn der erste Himmel und die erste Erde sind vergangen,
und das Meer ist nicht mehr.
Und ich sah die heilige Stadt, das neue Jerusalem, von
Gott aus dem Himmel herabkommen, bereitet wie eine
geschmückte Braut für ihren Mann.
Und ich hörte eine große Stimme von dem Thron her,
die sprach:
Siehe da, die Hütte Gottes bei den Menschen!
Und er wird bei ihnen wohnen,
und sie werden sein Volk sein,
und er selbst, Gott mit ihnen, wird ihr Gott sein;
und Gott wird abwischen alle Tränen von ihren Augen,
und der Tod wird nicht mehr sein,
noch Leid
noch Geschrei
noch Schmerz
wird mehr sein;
denn das Erste ist vergangen und siehe, ich mache alles neu!«[23]

---

23 Offenbarung des Johannes, 21, 1–5; Lutherbibel 1912; www.bibel-online.net/buch/luther_1912/offenbarung/21/#1 (20.10.2022).

Anneliese Vitense (2003), eine Münchner Dichterin, die angesichts ihres Sterbens begonnen hat, Gedichte zu verfassen,
schreibt unter dem Titel »Heilbar«:

>>Leben ist
offene Wunde
Schonzeit
für Heilung
wer hat sie?
Heilbar
durch Leben.«

Literatur

Angelus Silesius (1675). Der Cherubinische Wandersmann.

Antonovsky, A. (1997). Salutogenese. Zur Entmystifizierung der Gesundheit. Tübingen: dgvt.

Beisser, A. R. (1997). Die paradoxe Theorie der Veränderung. In A. R. Beisser, Wozu brauche ich Flügel? Ein Gestalttherapeut betrachtet sein Leben als Gelähmter. Wuppertal: Peter Hammer.

Bloch, E. (1954 ff./1985). Das Prinzip Hoffnung. Frankfurt a. M.: Suhrkamp.

Böll, H. (2018). Erzählungen (4. Aufl.). Köln: Kiepenheuer & Witsch.

Buber, M. (1984). Das dialogische Prinzip Ich und Du (5. Aufl.). Heidelberg: Reclam.

Buber, M. (1997). Ich und Du. Gerlingen: Lambert Schneider.

Cirino, A., Raischl, J. (1999). Auf Gott zugehen. Exerzitien im Geist des Franz von Assisi. Ein Arbeitsbuch. München: Claudius.

Fachgesellschaft Palliative Geriatrie (2021). Grundsatzpapier – Total Pain in der Palliativen Geriatrie. Esslingen, Berlin: Fachgesellschaft Palliative Geriatrie. https://www.fgpg.eu/grundsatzpapiere.

Frankl, V. (1972). Der Wille zum Sinn. Ausgewählte Vorträge über Logotherapie. Bern u. a.: Huber.

Frick, E., Hilpert, K. (Hrsg.) (2021). Spiritual Care von A bis Z. Berlin: De Gruyter.

Frick, E., Roser, T. (Hrsg.) (2011). Spiritualität und Medizin. Gemeinsame Sorge für den kranken Menschen (2. Aufl.). Stuttgart: Kohlhammer.

Fromm, E. (1955/1980). Wege aus einer kranken Gesellschaft. In E. Fromm, Gesamtausgabe, Band IV (S. 1–254) Stuttgart: Dt. Verlagsanstalt.

Fromm, E. (1976). To have or to be? New York: Harper & Row.

Gollwitzer, H. (1988). Die Nacht wird nicht ewig dauern. Hoffnungstexte/ Aktion Sühnezeichen/Friedensdienste. Berlin: Aktion Sühnezeichen/Friedensdienste.

Grom, B. (2011). Spiritualität – die Karriere eines Begriffs. Eine religionspsychologische Perspektive. In E. Frick, T. Roser (Hrsg.), Spiritualität und Medizin. Gemeinsame Sorge für den kranken Menschen (2. Aufl., S. 12–17). Stuttgart: Kohlhammer.

Haberer, J. (2022). Seele – Versuch einer Reanimation. München: Claudius.

Hagen, T., Raischl, J. (2011). Allgemeine und spezielle Kompetenzen in Spiritual Care. In E. Frick, T. Roser (Hrsg.), Spiritualität und Medizin (2. Aufl., S. 280–287). Stuttgart: Kohlhammer.

Haußmann, A. (2022). Religion/Spiritualität in der häuslichen Pflege und konzeptionelle Überlegungen zur Begleitung pflegender Angehöriger. Spiritual Care, 11, 103–113.

Kaldewey, R., Niehl, F. W. (1994). Grundwissen Religion: Begleitbuch für Religionsunterricht und Studium (6. Aufl.). München: Kösel.

Kammerer, T. (Hrsg.) (2006). Traumland Intensivstation. Veränderte Bewusstseinszustände und Koma. Interdisziplinäre Expeditionen. Norderstedt: Books on Demand.

Kojer, M. (2017). Frau Johanna und ihr Kind. Fachzeitschrift für Palliative Geriatrie, 3, 6–8.

Kojer, M. (Hrsg.) (2021). Alt, krank und verwirrt – Einführung in die Praxis der Palliativen Geriatrie (4. Aufl.). Stuttgart: Kohlhammer.

Kruse, A., Schmitt, E. (2015). Selbst- und Weltgestaltung in der Erfahrung von Vergänglichkeit und Endlichkeit im hohen Alter. Spiritual Care – Zeitschrift für Spiritualität in den Gesundheitsberufen, 1, 51–64.

Kübler-Ross, E. (1971). Interviews mit Sterbenden. Stuttgart: Kreuz.

Labitzke, K., Kuhn-Flammensfeld, N. (2017). Spiritual Care und Seelsorge in der Hospiz- und Palliativversorgung. Konzept der Sektion Seelsorge der Deutschen Gesellschaft für Palliativmedizin; https://www.dgpalliativmedizin.de/images/stories/pdf/fachkompetenz/Spiritual_Care_Seelsorge_DGP_Endfassung_170915.pdf.

de Mello, A. (1986). One minute wisdom. New York: Doubleday; https://archive.org/stream/OneMinuteWisdom-English-TonyDmello/oneminute_djvu.txt.

Mitscherlich, A., Mitscherlich, M. (2012). Die Unfähigkeit zu trauern – Grundlagen kollektiven Verhaltens (17. Aufl.). München: Piper.

Mindell, A. (1987). Der Leib und die Träume. Prozessorientierte Psychologie in der Praxis. Paderborn: Junfermann.

Moltmann, J. (1964). Theologie der Hoffnung. Untersuchungen zur Begründung und zu den Konsequenzen einer christlichen Eschatologie. München: Ch. Kaiser.

Moser, T. (1976). Gottesvergiftung. Frankfurt a. M.: Suhrkamp.

Müller, M. (2006). Total pain. In Knipping, C. (Hrsg.), Lehrbuch Palliative Care (2. Aufl., S. 386–393). Berlin: Hans Huber.

Müller-Busch, H. C. (2014). Die Anfänge – Cicely Saunders. In M. Wasner, S. Pankover (Hrsg.), Soziale Arbeit in Palliative Care. Ein Handbuch für Studium und Praxis. Stuttgart: Kohlhammer.

Papst Franziskus (2015). Laudato si'. Enzyklika. https://www.vatican.va/content/francesco/de/encyclicals/documents/papa-francesco_20150524_enciclica-laudato-si.html (23.09.2022).

Petzold, H. G. (1992). Integrative Therapie. Modelle, Theorien und Methoden für eine schulenübergreifende Psychotherapie. Paderborn: Junfermann.

Puchalski, C., Ferrell, B., et al. (2009). Improving the quality of spiritual care as a dimension of palliative care. The report of the Consensus Conference. Journal of Palliative Medicine, 12, 10, 885–904.

Raischl, J. (2011). Aspekte von Spiritual Care in der ambulanten Hospizarbeit. In E. Frick, T. Roser (Hrsg.), Spiritualität und Medizin (2. Aufl., S. 288–295). Stuttgart: Kohlhammer.

Renz, M. (2006). Spiritualität und die Frage, was heilt. Erfahrungen an der Grenze des Erfahrbaren. In T. Kammerer (Hrsg.), Traumland Intensivstation. Veränderte Bewusstseinszustände und Koma. Interdisziplinäre Expeditionen. Norderstedt: Books on Demand.

Rohr, R. (2017). Hoffnung und Achtsamkeit, der spirituelle Weg für das 21. Jahrhundert. Freiburg i. B.: Herder.

Rommé, C. (2020). Gott, wo bist Du? Spirituelles Leiden in Trauerzeiten. CHV Aktuell, 79, 30–34.

Roser, T. (2017). Spiritual Care. Der Beitrag von Seelsorge zum Gesundheitswesen (2. Aufl.). München: Kohlhammer.

Rötting, M. (2022). Spiritualität versus Religion. Eine interreligiöse Beziehungsanalyse. St. Ottilien: EOS.

Rotzetter, A. (1986). Beseeltes Leben. Briefe zur Spiritualität. Freiburg i. B.: Herder.

Saunders, C. (2009). Sterben und Leben: Spiritualität in der Palliative Care. Zürich: Theologischer Verlag Zürich.

Saunders, C. (1976). Care of the dying. Nurse Times, 72 (26), 1003–1005.

Sepulveda, C., Marlin, A., Yoshida, T., Ullrich, A. (2002). Palliative Care: The World Health Organization's global perspective. Journal of Pain and Symptom Management, 24, 91–96.

Skacel, J. (1989). Jan Skácel: wundklee. gedichte. Ins Deutsche übertragen von Reiner Kunze. Frankfurt a. M.: Fischer-Taschenbuch-Verlag.

Steffensky, F. (o. J.). Der Schmerz und die Gnade der Endlichkeit. https://www.johanneswerk.de/fileadmin/Redaktion/Angebote/Altenhilfe/Bielefeld/Hospizarbeit/Hospiz_Vortrag_Steffensky-Schmerz_gnade.pdf (13.04.2023).

Steindl-Rast, D. (1995). Gratefulness, the heart of prayer. An approach to life in fullness. New York: Paulist Press.

Vitense, A. (2003). Sieben blaue Bäume. Gesammelte Gedichte. München: Alkyon.

Weiher, E. (2006). Spirituelle Begleitung in der Palliativmedizin (2. Aufl., S. 1181–1205). In E. Aulbert, F. Nauck, L. Radbruch (Hrsg.), Lehrbuch der Palliativmedizin. Stuttgart: Schattauer.

Weiher, E. (2007). Spirituelle Begleitung in der palliativen Betreuung. In C. Knipping (Hrsg.), Lehrbuch Palliative Care (2. Aufl., S. 438–454). Berlin: Hans Huber.